Schirner Verlag

Diese kleine Räucherfibel vereint alles Wissenswerte zur Welt des Räucherns. Sie beinhaltet die Hintergründe und die verschiedenen Methoden des Räucherns sowie die Wirkungen der unterschiedlichen Pflanzen und Harze. Den Schwerpunkt des Buches bildet die einfachste Form der Räucherung, die Räucherstäbchen. Die Lektüre des Buches setzt keinerlei Vorkenntnisse voraus. Mit einfachen Übungen zeigt der Autor jedem Leser, wie er richtig räuchert. So lässt sich eine Räucherung anwenden, um die Wohnräume energetisch zu reinigen oder das Wohlbefinden zu steigern. Jeder, der daran interessiert ist, Räucherstäbchen, Kegel oder Räucherpapier selbst zu kreieren, wird es mit diesem Buch auch lernen.

Georg Huber, Jahrgang 1982, ist ausgebildeter esoterischer Berater, unter anderem Clearing Berater und Reiki-Lehrer. Bereits seit seiner Jugendzeit widmet er sich der Energiearbeit, der Kräuterheilkunde und der Aromatherapie und konnte vielfältige Erfahrungen auf diesen Gebieten sammeln. Aus dieser Tätigkeit heraus, verfasste er ein Anwendungsbuch zum Räuchern.

Georg Huber

Räucherstoffe & Räucherstäbchen

Eine kleine Räucherfibel

Schirner Verlag

ISBN 978-3-89767-858-3

Georg Huber
Räucherstoffe & Räucherstäbchen
Eine kleine Räucherfibel

Umschlag: Murat Karaçay unter Verwendung des Bildes Nr. 10432549 von Silvia Bogdanski
www.fotolia.de
Fotografien: Murat Karaçay
Redaktion & Satz: Katja Hiller
Printed by: Reyhani Druck & Verlag, Darmstadt, Germany

www.schirner.com

1. Auflage 2009

Inhalt

An dieser Stelle möchte ich einem Mann meinen besonderen Dank aussprechen. Ich wollte dieses Buch nur schreiben, wenn es auch Rezepte zum Selbermachen von Räucherstäbchen & Co beinhalten würde. Wochenlang versuchte ich, Räucherkegel und -stäbchen selbst zu machen, doch das Ergebnis war nie zufriedenstellend, es war sogar frustrierend. Meine Mischungen funktionierten einfach nicht und kein Hersteller von Räucherstäbchen konnte oder wollte mir verraten, wo der Fehler lag. Dann jedochhalf mir Herr Bernd Jäger, der Geschäftsführer der bekannten Firma »Carl Jäger Räucherkerzen«, weiter. Durch ihn erkannte ich den Fehler in meinen Rezepten, und schließlich brannten die ersten Räucherstäbchen und Kegel gleichmäßig ab. Herr Jäger, ich danke Ihnen von Herzen.

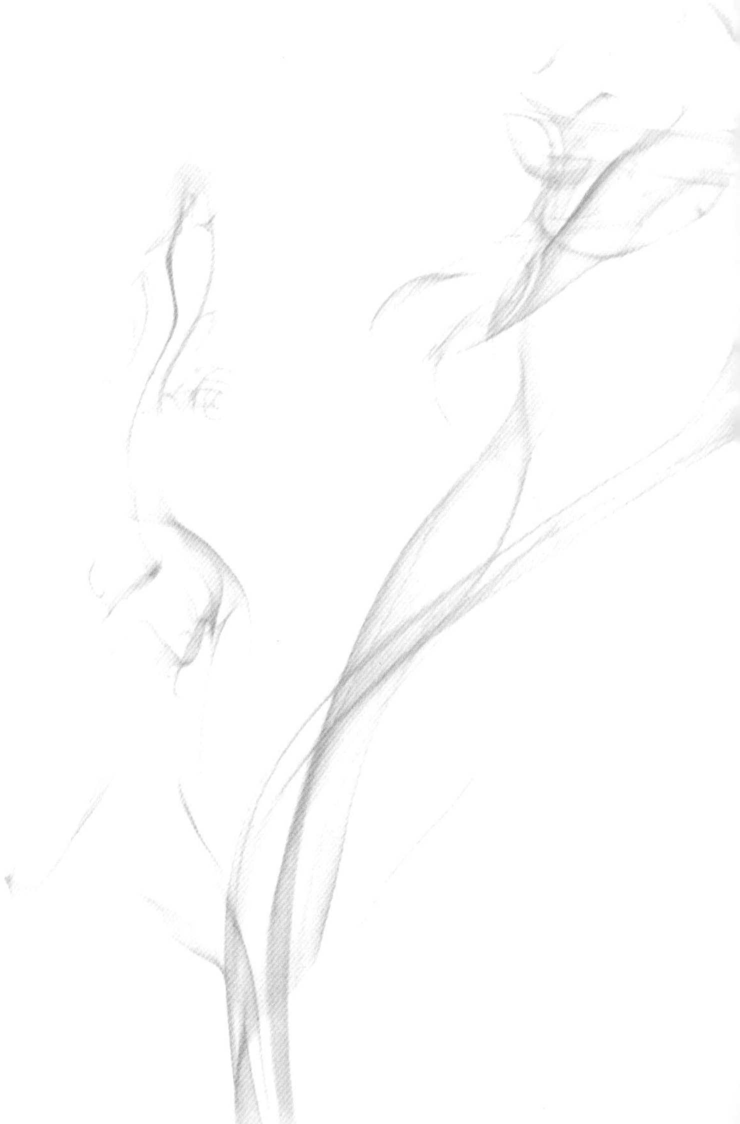

Einleitung

Liebe Leser,

ich kann Ihnen zu Ihrer Entscheidung, die Welt des Räucherns näher kennenlernen zu wollen, nur gratulieren. Eines ist sicher: Das Räuchern wird sich positiv auf Ihr Wohlbefinden auswirken und Ihnen auf Ihrem spirituellen Weg als treuer Freund hilfreich zur Seite stehen. Ich hoffe, dass Sie sich durch dieses Büchlein noch stärker mit der Pflanzenwelt verbunden fühlen und dass Sie die Kraft, die in jeder Pflanze steckt, für Ihre Bedürfnisse zu nutzen lernen.

In diesem Buch, kompakt und einfach gehalten, möchte ich Ihnen einen Überblick über die Anwendungsweise von Räucherstoffen geben und die verschiedenen Kräuter und Harze vorstellen. Sie lernen, wie Sie diese Stoffe mit Freude anwenden. Außerdem finden Sie alles Wissenswerte über die unterschiedlichen Techniken des Räucherns. Die bebilderte Anleitung erleichtert Ihnen das Nachmachen, sodass Sie gleich mit dem Räuchern beginnen können. Einen großen Teil des Buches habe ich den Räucherstäbchen gewidmet, denn bisher existiert wenig Literatur zu diesem Spezialgebiet. Eine kleine Besonderheit gibt es natürlich auch: Mit diesem Buch werden Sie lernen, Räucherstäbchen, Räucherpapier und Räucherkegel selbst herzustellen. Meine Rezepte zeigen Ihnen einen Weg, dies auf leichte Weise zu tun.

Ich wünsche Ihnen viel Freude und viele schöne Erfahrungen bei der Lektüre und der Umsetzung des Gelesenen. Lassen Sie uns nun gemeinsam in die Welt des Räucherns eintauchen.

Die Geschichte des Räucherns

Es gibt keine Überlieferungen bzw. Aufzeichnungen darüber, wann das Räuchern erstmals als kulturelles Ritual angewandt wurde. Doch sicherlich haben bereits die Menschen geräuchert, die gelernt hatten, das Feuer für sich zu nutzen. Überlieferungen zum Gebrauch von Raucherstoffen kamen dann erst später auf, doch diese sind auch schon viele Tausende Jahre alt.

Es gibt wohl keine alte Kultur, die nicht die Kraft des Räucherns für ihre Zeremonien genutzt hat. In vielen Texten ist von Harzen die Rede, deren Gerüche die Götter besänftigten, und von Kräutern, die durch die Verbindung mit dem Feuer eine heilende Wirkung auf Geist und Körper besaßen. Anfangs diente die Nutzung von Weihrauch, Myrrhe und anderen Pflanzen eher einem rituellen Zweck. Die Pflanzen waren etwas Heiliges und viele Pflanzen wurden mit Gottheiten in Verbindung gebracht oder ihnen wurden Götter zugeordnet, z. B. in der griechischen und römischen Mythologie.

Doch im Laufe der Zeit entdeckten die Menschen auch die heilende Wirkung auf den Körper, die vom Räuchern ausging. Sie nutzten besonders die antibakteriellen und antiseptischen Wirkungen einiger Kräuter und Harze und räucherten regelmäßig die Häuser von Kranken aus. Besonders im Mittelalter verbreiteten sich Krankheiten aufgrund der schlechten hygienischen und medizinischen Bedingungen rasend schnell. Im 14. Jahrhundert wütete die Pest in ganz Europa. Fast ein Drittel der Bevölkerung starb in vielen Teilen Europas. Das Räuchern erschien vielen Menschen als Ausweg und man versuchte, auf diese Weise die Pest einzudämmen.

Jede Kultur hat ihre ganz eigene Anwendungsart für die Pflanzen und speziellen Kräuter gefunden, sei es aus religiösen oder aus medizinischen Gründen. Erst durch den Handel mit den verschiedenen Kräutern und Harzen gelangten diese Schätze auch in andere Länder. Das wohl bekannteste Beispiel für diese Entwicklung ist die älteste und wichtigste Handelsroute: die Weihrauchstraße. Über sie wurde Weihrauch jährlich aus dem Süden Omans bis zur Mittelmeerküste transportiert. Heute können wir Räucherware aus den entferntesten Ländern erhalten, z.B. Sandelholz aus Indien, Myrrhe aus Afrika oder Copal aus Amerika. Doch die landestypische Räuchertradition ist auch in der modernen Welt mit ihrem regen Handel erhalten geblieben. Das Wissen über die Heilpflanzen und ihre Wirkung wurde von Generation zu Generation weitergegeben. Im westlichen Kulturkreis waren es vor allem die keltischen Druiden, die bei ihren Zeremonien und Heilungen die Kraft der Pflanzen benutzten. Heute erinnern wir uns vor allem an die Rituale bei den Jahreskreisfesten und die Räucherungen in den Raunächten. In anderen Ländern waren es die Indianer und Schamanen, die die Kräuter vor allem auch wegen ihrer bewusstseinsverändernden Wirkung nutzen. Sie bereisten damit andere Welten und vermittelten zwischen den Welten. Doch auch im Christentum hat die Räucherung eine lange Tradition. Die Räucherung bei Gottesdiensten dient der Öffnung des Geistes und der Reinigung der Atmosphäre. So hat jede Kultur ihre eigene Räuchertradition, und aufgrund der positiven Wirkung auf Geist, Seele und Körper gehört das Verräuchern von Pflanzen zu den ältesten und heilsamsten Ritualen der Welt.

Die Wirkung des Räucherns

Pflanzen sind lebende Wesen, und das dürfen wir niemals vergessen. Sie entwickeln sich und wachsen, brauchen die Sonne zum Leben und den Regen zum Wachsen. Sie ernähren sich von Mutter Erde und nähren andere Lebewesen. Sie sind fest in den Kreislauf des Lebens eingebunden. Jede Pflanze hat eine bestimmte Heilwirkung und eine ganz besondere Energie. Durch das Feuer lösen wir den Geist aus der grobstofflichen Pflanze und nehmen ihre Energie über unsere Sinne auf. Die Nutzung der heilenden Wirkung der Pflanzen ist eine uralte Heilmethode, die in den letzten Jahren eine kleine Renaissance erlebte. In früheren Zeiten wussten die Menschen viel mehr über diese Kraft der Pflanzen. Obwohl die Erkenntnisse der Schulmedizin so weit fortgeschritten sind und wir gegen viele Beschwerden einfach eine Tablette einnehmen könnten, ist das Interesse an der pflanzlichen Medizin und dem überlieferten Wissen unserer Vorfahren gestiegen. Wir besinnen uns auf die Natur zurück.

Befassen wir uns einmal ganz wissenschaftlich mit dem Thema Räuchern. Wieso wirken diese Pflanzen auf uns, wenn wir sie verräuchern?
Wir geben bestimmte Kräuter und Harze beispielsweise auf die Räucherkohle, und die Stoffe beginnen, durch die Hitze zu glimmen. Die Aromastoffe in den Pflanzen werden freigegeben, und wir atmen sie durch die Nase ein. Im Körper findet dann eine Informationsübertragung statt, die sich etwas vereinfacht so darstellt: Die Stoffe gelangen zuerst an die Nasenschleimhaut und von dort in ein Areal im Gehirn, das Riechhirn genannt wird. Dort werden die Aromastoffe wahrgenommen und die Impulse weitergeleitet, z.B. an den Thalamus. Wichtiger jedoch ist, dass der Impuls im limbischen System landet. Dort sitzt der Mandelkern, der für die Emotionen und Erinnerungen zuständig ist. Über den Hypothalamus, der das vegetative Nervensystem kontrolliert, landet der Impuls bei der Hypophyse, die die Hormonausschüttung regelt. Aromastoffe, die Sie durch das Verräuchern einatmen, haben also einen Einfluss auf Ihre bewusste Wahrnehmung, die Psyche, die Instinkte und auf Emotionen wie Freude oder Angst. Die Aromastoffe beeinflussen die Lebensprozesse im Körper,

wie z. B. den Stoffwechsel, die Atmung, die Verdauung, die Herzfunktion oder die Immunabwehr.

Wenn Sie zu Hause räuchern, beeinflussen Sie damit Ihren Körper. Sie können ihn bei der Heilung unterstützen oder auch Ihr Bewusstsein verändern. Sie können dafür sorgen, dass Sie einen klaren Kopf bekommen oder tief in Ihre Gefühle eintauchen. Eine Aromatherapie wirkt immer ganzheitlich: Die Essenz der Pflanze, ihre Energie, wirkt immer auf Körper, Geist und Seele.

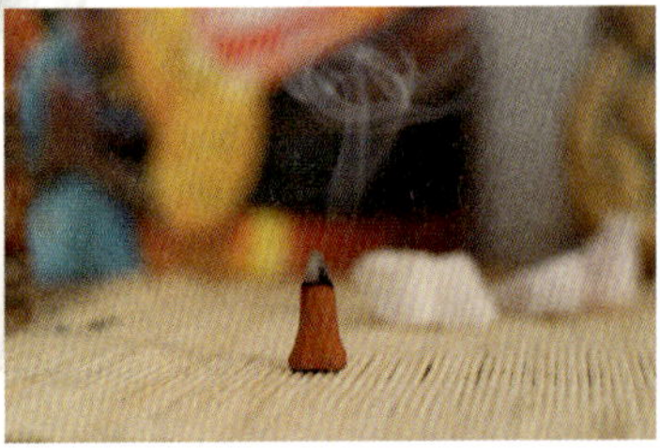

Warum sollten Sie räuchern?

Nutzen Sie beim Räuchern von Pflanzen die vielen gesundheitlichen, spirituellen und praktischen Vorteile:
Sind Sie vielleicht erkältet und verräuchern heilsame Kräuter, wie z. B. Thymian oder Eukalyptus, um die Heilung Ihres Körpers zu beschleunigen? Oder fühlen Sie sich schwach und antriebslos und räuchern Lemongrass oder Rosmarin zur Stärkung? Möchten Sie meditieren, und Eisenkraut oder Weihrauch helfen Ihnen, Ihren Geist zu klären? Oder wollen Sie eine Anrufung oder ein magisches Ritual machen und nutzen hierfür die Kraft von Copal und Mastix? Möchten Sie vielleicht mit Salbei Ihre Wohnung ausräuchern? Oder sind Sie traurig und verräuchern Tonkabohnen, Styrax oder Tolubalsam, um Ihr Herz zu erwärmen und Ihre Seele zu trösten? Oder haben Sie vielleicht einfach nur Lust auf ein gut duftendes Zuhause?

Die Welt des Räucherns hat etwas Geheimnisvolles und Mystisches. Viele großartige Menschen haben ihre Erfahrungen mit dem Räuchern aufgeschrieben, sodass es viele

Überlieferungen, Rezepte und Berichte über die Heilwirkung von Kräutern gibt. Jede Pflanze hat ihre ganz eigene Kraft, ihre eigene Wirkung, die wir in zahlreichen Büchern nachschlagen können. Auch die verschiedenen Räucherstoffe können wir im Fachhandel problemlos erhalten.

Sie sehen also, dass viele Gründe für das Räuchern sprechen.

Magisches Räuchern - energetisiertes Räucherwerk

Viele von Ihnen werden das Räuchern für Rituale nutzen wolle und gern ermutige ich Sie dazu, die verschiedenen Pflanzen für Ihre Rituale zu verwenden. Die Pflanzen haben in der Magie einen wichtigen und hohen Stellenwert. Bei den meisten magischen Ritualen werden Kräuter verwendet, die den Zauber verstärken. Doch Sie selbst können auch einen großen Teil dazu beitragen, dass Ihre Rituale noch mehr Energie gewinnen. Wenn Sie bestimmte Räucherstoffe mischen, legen Sie Ihre Hände doch einfach für ein paar Minuten auf diese Mischung, und lassen Sie all Ihre Absicht in die Kräuter fließen. Wenn Sie die Kräuter zur Genesung des Körpers verräuchern, energetisieren Sie die Räuchermischung vorher, und bitten Sie ein geistiges Wesen, an das Sie persönlich glauben, um Unterstützung. Das gilt natürlich auch für die Räucherstäbchen oder Kegel, die Sie selbst herstellen. Wenn Sie die Kräuter verarbeiten oder den Teig kneten, lassen Sie auch hier Ihre Absicht und Energie einfließen. Sie bereiten eine Räuchermischung für Ihre Stäbchen vor, die die Raumenergie klären soll? Gut, dann rufen Sie z. B. Erzengel Michael, und bitten ihn, die Räucherstoffe mit seinem Licht zu erfüllen. Sie möchten Räucherstäbchen herstellen, die Ihnen dabei helfen, für mehr Harmonie in Ihrer Partnerschaft zu sorgen? Das ist wunderbar. Wenn Sie die Räucherstoffe verarbeiten, lassen Sie all Ihre guten Gedanken und all Ihre Liebe in diesen Vorgang einfließen. Glauben Sie mir, und glauben Sie vor allem an sich: Diese persönlich energetisierten Stäbchen wirken stärker und helfen Ihnen bei Ihrem Vorhaben.

Reinigungsräucherung

Immer mehr Menschen, die das erste Mal räuchern, tun dies vor allem, um ihre Wohnung von alten und belastenden Energien zu befreien. Die Sensibilität gegenüber den uns umgebenden Energien hat in den letzten Jahren stark zugenommen. Viele Menschen haben das Bedürfnis, diese Energien durch die Kraft von Kräutern zu harmonisieren. Eine große Anzahl an Kräutern und Harzen wirkt reinigend, harmonisierend oder erhellend auf das energetische Feld in der Wohnung. In dieser Räucherfibel finden Sie auch eine Räuchermischung, die Sie genau für diesen Zweck benutzen können. Die Kräuter sind alle gut aufeinander abgestimmt, doch jedes einzelne hat eine bestimmte Kraft, die Sie für Ihr Reinigungsritual benötigen. Ich benutze seit vielen Jahren eine Reinigungsmischung aus weißem Salbei, Zedernspitzen, Sweetgrass und weißem Copal in leicht veränderter Form zur energetischen Hausreinigung.

Wie bei anderen Ritualen auch ist es sehr wichtig, dass Sie genügend Kraft für ein Ritual gewinnen. Die Räucherung mit Kräutern stellt einen Aspekt dieser Kraft dar. Damit das Reinigungsritual gut gelingt, können Sie auch weitere Kraftquellen nutzen, z. B. die Arbeit mit den Elementen oder mit Gebeten. Ebenso kraftverstärkend wirkt es, sich an geistige Wesen zu wenden oder alte Kraftsymbole zu nutzen. Wenn Sie sich für die Techniken der Hausreinigung interessieren, finden Sie alles Wissenswerte und eine Schritt-für-Schritt-Anleitung zu einem einfachen Ritual in meinem Buch *Energetische Hausreiniung*. Es gibt natürlich auch andere gute und hilfreiche Literatur über Reinigungsrituale.

Was können Sie verräuchern?

Grundsätzlich lassen sich alle Pflanzen verräuchern, doch nicht alle Pflanzen eignen sich gleich gut. Ich finde es zum Beispiel nicht sinnvoll, meinen Benjamini zu verräuchern. Es bringt auch nicht viel, im Wald einfach einen Ast von einem Baum abzureißen und ihn zu entzünden. Sie können sich sicherlich vorstellen, dass dieses Holz eher einen Geruch nach Verbranntem entwickelt und dass dieser Rauch keine angenehmen Gefühle in Ihnen wecken wird. Es sind die Aromastoffe in den Pflanzen, die auf uns wirken.

Wenn Sie räuchern möchten, dann informieren Sie sich vorher genau über die Pflanze und ihre Wirkung! Passen Sie besonders bei giftigen Pflanzen auf, und verräuchern Sie diese grundsätzlich nicht. Räucherstoffe finden Sie überall, es ist nicht immer notwendig, sie im Fachhandel zu kaufen. Viele Kräuter wachsen auch im Garten, andere Pflanzen finden Sie auf dem Feld oder im Wald, ja sogar in der Küche können Sie die Zutaten für eine Räucherung entdecken. Wenn Sie nun einmal in Ihre Küche gehen, entdecken Sie bestimmt eine Vielzahl von ihnen. Sie sehen vielleicht Orangen in der Obstschale, eine Vanilleschote im Gläschen, Kamillentee, Zimt und Muskatnuß im Gewürzregal oder auch ein Lavendel- oder ein Salbeipflänzchen. Sicherlich besitzen Sie Thymian, Basilikum oder Rosmarin in getrockneter Form. All das können Sie natürlich verräuchern. Die Wirkung von frisch gesammelten und getrockneten Pflanzen ist zwar stärker, doch Sie sehen: Räucherstoffe lassen sich überall finden.

Gehen Sie vorsichtig, aber auch spielerisch mit den verschiedenen Räucherstoffen um. Probieren Sie sie aus, und experimentieren Sie mit ihnen. Vertrauen Sie dabei aber immer auf Ihre Nase und Ihr Gefühl. Wenn Sie einen Geruch nicht mögen, ihn nicht ertragen oder sich unwohl fühlen, dann lassen Sie das Räuchern mit diesen Stoffen sein.

Die verschiedenen Methoden des Räucherns

Direktes Anzünden

Viele Kräuter können Sie direkt anzünden und glimmen lassen, z. B. Salbei, Rosmarin, Sweetgrass, Beifuß oder Wacholder. Im Fachhandel gibt es auch sogenannte Smudge Sticks, das sind zu Bündeln gebundene Kräuter. Diese Art von Räucherwerk kommt von den Indianern. Sie sammeln Pflanzen in der freien Natur, trocknen sie und schnüren sie zu Bündeln zusammen. Für die rituelle Arbeit sind diese Smudge Sticks sehr wertvoll, da Sie so im direkten Kontakt mit der Pflanze und dem Rauch stehen. Allerdings glimmen nicht alle Bündel gleichmäßig und auch auf die abfallenden glühenden Pflanzenteile müssen Sie achten. Halten Sie einfach einen Teller unter den Stick.

Anleitung

Probieren Sie diese Art des Räucherns doch am besten einmal mit Salbei aus Ihrer Küche aus. Pressen Sie ihn zu einem kleinen Knäuel zusammen, zünden Sie es direkt an, pusten Sie vorsichtig die Flamme aus, und lassen Sie den Salbei glimmen. Bei den Smudge Sticks gehen Sie genauso vor.

Räuchern am offenen Feuer

Das Räuchern im Freien verbreitet eine unbeschreiblich romantische Stimmung und eine ganz besondere Atmosphäre. Es ist sicherlich die älteste Methode des Räucherns. Man sitzt entspannt am Lagerfeuer und gibt einige Pflanzen in die Glut, dann hört man das Knistern des Feuers und sieht die Rauchentwicklung. Der Rauch wird einfach vom Wind getragen. Für das Räuchern im Freien eignen sich besonders die duftintensiven Pflanzen, da der Rauch sich schnell im Freien verflüchtigt. Doch auch zu Hause am Kamin können Sie die Kraft des Räucherns erfahren. Wählen Sie die Pflanzen, deren Wirkung Sie nutzen möchten, und werfen Sie sie in die Glut.

Einmal war ich im Spätsommer mit meiner Frau und zwei Freunden im Urlaub in den Hügeln der Toskana. Unser Häuschen lag mitten in der Natur. Es hatte auch einen Garten. Obwohl ich jede Menge Räucherstäbchen im Gepäck hatte, schaute ich mich um, was in unmittelbarer Nähe des Hauses wuchs. Ich fand Thymian, Rosmarin, Salbei und Lavendel, typische italienische Kräuter. Es waren nicht besonders viele und auch keine außergewöhnlichen Kräuter, doch ich war zufrieden. In dem kleinen Häuschen gab es einen Kamin, den wir auch benutzten, denn es wurde manchmal recht kühl. Wenn wir morgens im Kamin Feuer gemacht hatten, gab ich Thymian und Rosmarin aus dem Garten hinzu. Sie können mir glauben, dass alle vom Geruch der beiden Kräuter morgens schnell fit wurden. Lavendel kam dann am Abend in den Kamin, und wir ließen den Tag in Ruhe und Entspannung enden.

Anleitung

Geben Sie die Räucherstoffe einfach in die Glut des Feuers. Achten Sie darauf, dass die Stoffe nicht direkt ins Feuer gelangen, denn dann verbrennen sie nur.

Räuchern mit Kohle

Das Räuchern mit Kohle ist eine sehr ursprüngliche Methode. Gerade für das rituelle Räuchern hat sie die größte Wirkung. Allerdings müssen Sie auf die Kohle und den Vorgang des Räucherns achten. Die Hitze der Kohle ist sehr stark und so verbrennen die Räucherstoffe leicht. Am besten »rühren« Sie das Räuchergemisch auf der Kohle ab und zu um.

Was benötigen Sie zum Räuchern mit Kohle?

- ein feuerfestes Räuchergefäß
- Räuchersand
- Räucherkohle
- Zubehör wie Löffel und Zange
- ein Feuerzeug oder eine brennende Kerze
- Räucherstoffe: Kräuter und/oder Harze

Räuchergefäß

Grundsätzlich lassen sich alle Gefäße, die feuerfest sind, auch zum Räuchern benutzen. Im Fachhandel gibt es unterschiedliche Gefäße aus allen erdenklichen Materialien. Ich empfehle Ihnen, für den Anfang auf metallene Gefäße zu verzichten. Sie werden sehr heiß, und Sie können sich an ihnen leicht verbrennen. Ideal sind Materialien wie Ton, Keramik oder Stein, die sich nicht so schnell erhitzen. Räuchergefäße mit einem Fuß eignen sich besonders gut, wenn Sie sie innerhalb der Wohnung umhertragen möchten. Sie tragen das Gefäß dann am Fuß und berühren so den heißen »Bauch« des Gefäßes nicht direkt. Achten Sie auch darauf, dass das Gefäß ausreichend Platz im Inneren bietet und dass Sie es abstellen können.

Kleiner Tipp: Auch eine Müslischüssel ist ein hervorragendes Räuchergefäß. Sie sollte nur nicht zu dünnwandig sein.

Räuchersand

Der Räuchersand dient der Isolierung, und er ist beim Räuchern mit Kohle unverzichtbar. Füllen Sie großzügig Sand in das Räuchergefäß ein. Da die Räucherkohle mehrere hundert Grad Celsius heiß wird, würde ein nicht isoliertes Gefäß der Hitze nicht lange standhalten und platzen. Der Sand sorgt zudem dafür, dass das Gefäß sauber bleibt.

Räucherkohle

Die am einfachsten anzuwendende und am häufigsten genutzte Räucherkohle ist die Schnellzünder-Kohle. Sie hat auf der oberen Seite eine Mulde, in die die Räucherstoffe gelegt werden. Die Kohle wird anschließend an einer Flamme entzündet und glüht durch den Salpeteranteil in ihr schnell und gleichmäßig. Diese Selbstzünder-Kohle ist normalerweise in zwei verschiedenen Größen erhältlich: mit einem Durchmesser von 33 mm und einer Brennzeit von 30–50 Minuten sowie mit einem Durchmesser von 44 mm und einer Brennzeit von 50–70 Minuten. Bewahren Sie die Kohle trocken auf. Verschließen Sie die Verpackung immer wieder, und verhindern Sie so, dass die Kohle Feuchtigkeit aus der Luft anzieht. Es gibt auch Kohle, die aus gepressten Pflanzenteilen besteht. Sie glüht allerdings lange nicht so gut wie die Schnellzünderkohle.

Räucherlöffel

Ein Räucherlöffel dient zur Dosierung und zum einfacheren Bestreuen der Räucherkohle. Ebenso braucht man ihn zum Umrühren und auch zum Abkratzen der Räucherstoffe.

Räucherzange

Auch eine Zange oder eine Pinzette sollten Sie beim Räuchern mit der Kohle verwenden. Gerade beim Anzünden der Kohle schützen Sie sich so vor Verbrennungen oder Verschmutzungen. Zwar können Sie sich den schwarzen Kohlenstaub wieder von den Händen waschen, doch die durch die Hitze entstandenen Blasen bleiben eine Weile. Auch die Zangen oder Pinzetten sind im Fachhandel erhältlich.

Räucherstoffe

Wie ich Ihnen bereits ans Herz gelegt habe: Sie entscheiden, was Sie verräuchern möchten. Am Ende des Buches finden Sie ein kleines Pflanzenlexikon. Ab Seite 42 stelle ich Ihnen ein paar Räuchermischungen vor.

Anleitung

Stellen Sie das Gefäß zuerst auf einen Tisch, und befüllen Sie es mit Sand. Seien Sie dabei nicht zu sparsam. Wenn Sie den Sand in der Mitte etwas erhöhen, bekommt die Kohle besser Luft und glüht gleichmäßiger. Durch Rillen im Sand können Sie ebenfalls für

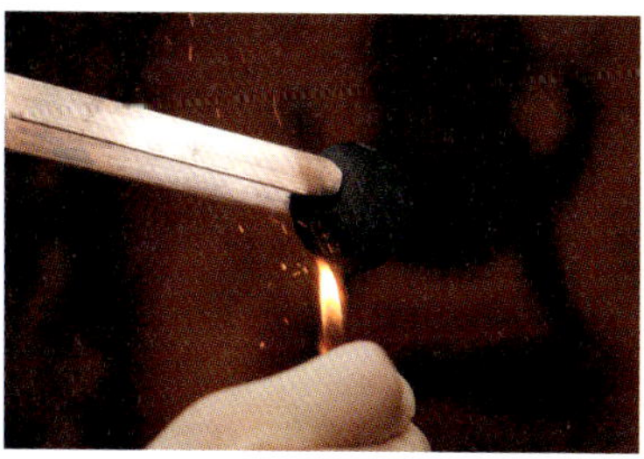

eine bessere Luftzufuhr sorgen. Wenn Sie keine Zange benutzen, stellen Sie nun die Kohle aufrecht in den Sand, und zünden Sie sie an. Sobald die Kohle durchgeglüht ist, kippen Sie sie einfach um. Sollten Sie mit einer Zange arbeiten, halten Sie die Kohle mit der Zange über eine Flamme. Wenn die Kohle sich entzündet, werden Sie feststellen, dass ein paar Funken fliegen. Der Salpeter in der Kohle verursacht diesen Vorgang. Am besten zünden Sie die Kohle am offenen Fenster an, dann kann der Rauch gleich abziehen. Wenn die Kohle nun gleichmäßig glüht und auch keine Funken mehr sprühen, legen Sie sie mit der Mulde nach oben in das Räuchergefäß. Warten Sie noch eine kurze Zeit, bevor Sie die Räucherstoffe auf die Kohle geben. Nach ein bis zwei Minuten bildet sich eine gräuliche Ascheschicht, dann ist der richtige Zeitpunkt gekommen, die Kohle mit

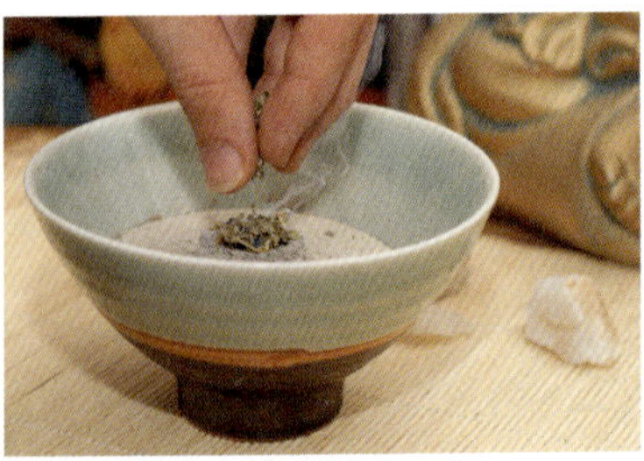

den Räucherstoffen zu bestreuen. Geben Sie allerdings nicht zu viel auf die Kohle, ein halber Teelöffel der Räucherstoffe reicht völlig aus. Langsam verglimmen die Kräuter und Harze, der Rauch steigt auf und verteilt sich. Wenn die Räucherstoffe verglüht sind, können Sie die verbrannten Reste mit einem Löffel von der Kohle schieben und neues Räucherwerk auf die Kohle streuen.

Kleiner Tipp: Wenn Sie das nächste Mal räuchern, müssen Sie den alten Sand nicht wegwerfen. Mithilfe eines Siebes können Sie die groben Räucherreste von dem feinen Sand trennen und ihn so noch einmal verwenden.

Räuchern mit Teelicht und Sieb

Das Räuchern mit einem Sieb ist eine relativ moderne Methode und vereinfacht das Räuchern ungemein. Sie können ein Edelstahlsieb kaufen und es einfach auf eine Duftlampe legen. Am besten sind jedoch höhenverstellbare Gefäße. Da Harze, Kräuter, Blüten oder Wurzeln bei unterschiedlichen Temperaturen zu glimmen beginnen, bieten höhenverstellbare Gefäße hier Vorteile. Viele Menschen stört beim Räuchern die starke Rauchentwicklung und der Zeitaufwand. Das Räuchern mit einem Teelicht und einem Sieb ist wesentlich feiner als das Räuchern mit der Kohle. Es geht einfacher, weil Sie nur ein Teelicht anzünden müssen und anschließend gleich räuchern können. Zudem entwickelt sich weniger Rauch und die Kräuter verglimmen viel langsamer. Diese Art des Räucherns macht auch weniger Schmutz. Wenn das Sieb abgekühlt ist, können Sie es einfach leicht biegen und die Räucherreste fallen ab. Dennoch sollten Sie beim Kauf eines solchen Räuchergeräts aufpassen. Wichtig ist es, einen ausreichenden Abstand zwischen der Flamme und dem Sieb zu erhalten. Ist der Abstand zu gering, kann das Räuchern, abhängig von den Räucherstoffen, zu einem kurzen und stinkenden Vergnügen werden. Eine weitere Besonderheit beim Verräuchern mit einem Sieb ist zu beachten. Das feinmaschige Netz des Siebes verklebt bei der Verwendung einiger Harze schnell. Andere Harze werden flüssig und tropfen durch das Sieb ins Feuer. Um das Anbrennen und das Verkleben des Siebes zu verhindern, können Sie ein Stück Alufolie auf das Sieb legen und die Harze darauf streuen. Sie können die Harze auch mit Kräutern mischen. Die Kräuter saugen dann das flüssige Harz auf.

Kleiner Tipp: Wenn die Flamme zu nah an die Räucherstoffe kommt, kürzen Sie einfach den Docht des Teelichts. Für den Fall, dass bei Ihrem Räuchergerät der Abstand zwischen Sieb und Flamme zu groß ist, legen Sie einfach so lange Münzen unter das Teelicht, bis es den richtigen Abstand hat.

Anleitung

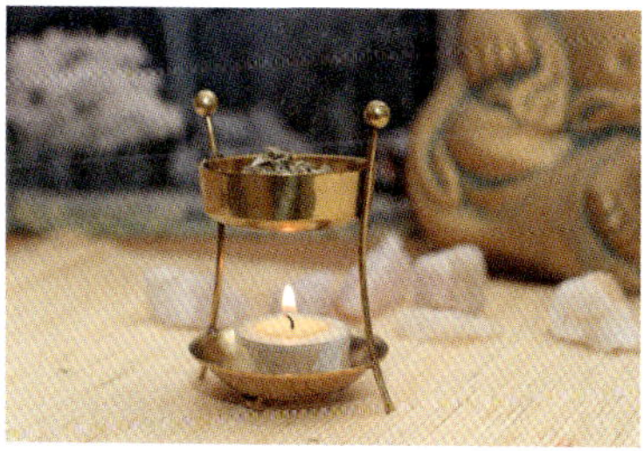

Zünden Sie das Teelicht an, und stellen Sie es ins Gefäß. Streuen Sie nun die Räucherstoffe auf das Sieb. Auch hierbei sollten Sie es mit der Menge nicht übertreiben. Geben Sie die Stoffe auf die Stelle des Siebes, die direkt über der Flamme liegt.

Räuchern mit Teelicht und Pfanne

Auch diese sehr angenehme Art des Räucherns ist relativ modern, aber die Gefäße sind nicht überall erhältlich. Die

Pfannen sind auch als Weihrauchbrenner bekannt und es ist besser, sie nur für das Verräuchern von Harzen zu verwenden. Der Vorteil neben dem phänomenalen Dufterlebnis ist, dass die Harze nicht anbrennen und die Pfanne sich sehr leicht reinigen lässt. Die Rauchentwicklung ist bei diesem Gerät am schwächsten, ein eher feiner Duft verbreitet sich – wie bei einer Duftlampe. Auch diese Geräte sind im Idealfall höhenverstellbar, ein großer Vorteil gegenüber dem Räuchern mit Kohle.

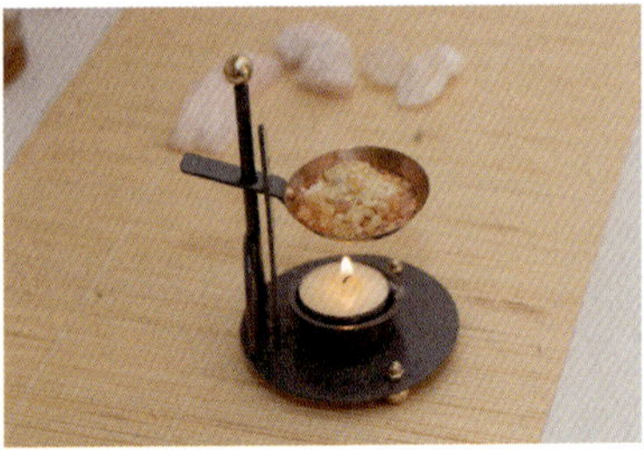

Anleitung

Beim Räuchern mit einer Pfanne gehen Sie vor wie beim Räuchern mit einem Sieb. Sie müssen die Pfanne allerdings nicht punktuell befüllen, da sie die Hitze gut weiterleitet. Zünden Sie das Teelicht an, und platzieren Sie es unter der Pfanne.

Zusammenfassung

Sie haben nun die verschiedenen Methoden des Räucherns kennengelernt, jede hat Vor- und Nachteile. Ich räuchere überwiegend mit Kohle, da ich so in direktem Kontakt mit dem Rauch stehe und die Wirkung der Räucherung kraftvoller ist. Allerdings verwende ich auch andere Räuchergeräte, wenn es einmal schnell gehen soll oder ich keine starke Rauchentwicklung haben möchte. Vor einer Räucherung sollten Sie sich überlegen, welchen Effekt Sie erreichen möchten. Bei rituellen Räucherungen würde ich immer auf die Kohle oder das direkte Anzünden zurückgreifen. Wenn ich schnell einen guten Duft verbreiten möchte, nutze ich dagegen die Pfanne oder das Sieb.

Grundsätzlich gilt: Je mehr Abstand zwischen der Hitzequelle und den Räucherstoffen ist, desto weniger Rauch entfaltet sich und desto feiner wird der Duft.

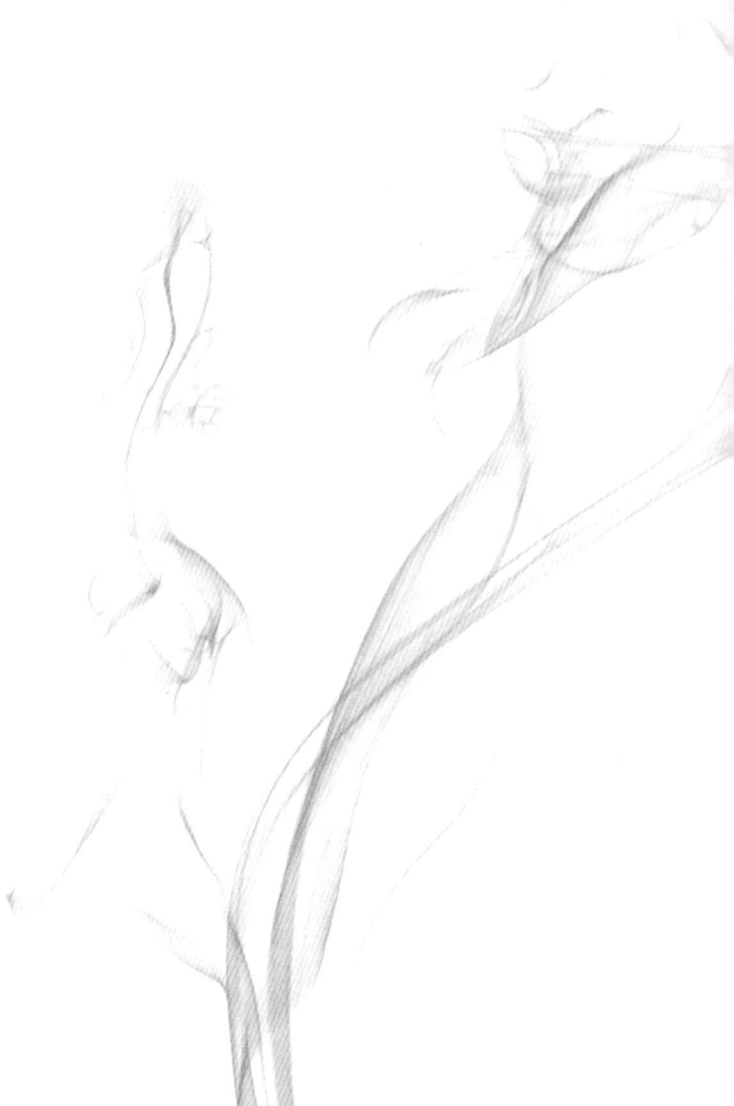

Grundsätzliches zu Harzen, Kräutern & Co

Vor allem beim Verräuchern auf Kohle werden Ihnen Unterschiede beim Verglimmen der Räucherstoffe auffallen. Die Blüten von Pflanzen, wie z. B. Jasmin oder Rosen, verglimmen sehr schnell. Es dauert nur wenige Sekunden bis von den Blüten nichts mehr zu sehen ist. Hölzer dagegen verglühen relativ langsam. Manche Harze verbrennen sehr schnell, sie verglimmen erst gar nicht. Von anderen Sorten bleibt ein verkokeltes Stück zurück. Wieder andere Harze verglimmen schön gleichmäßig und rückstandslos. Selbst bei den Weihrauchsorten gibt es erkennbare Unterschiede. Geben Sie die leicht brennbaren Harze nicht als Brocken auf die Kohle, sondern zerstoßen Sie sie im Mörser. Grundsätzlich sollten die Räucherstoffe nicht zu groß oder zu grob auf die Glut gelegt werden. Das richtige Mischungsverhältnis haben Sie erreicht, wenn die Räuchermaterialien zwar klein gemörsert sind, aber Sie die Pflanze oder das Harz noch erkennen können.

Ein kleiner Tipp: Verwenden Sie bei Harzen, die schnell verbrennen, etwas Sand zur Isolierung. Streuen Sie ihn auf die Kohle, sodass das Harz nicht mit zu viel Hitze in Kontakt kommt.

Mischungen zum Räuchern

Auch wenn ich Ihnen hier ein paar Räuchermischungen vorstelle, so möchte ich Sie doch bitten, nach Ihren eigenen Mischungen zu suchen. Jeder Mensch hat ein anderes Duftempfinden und einen individuellen Geschmack. Pflanzen, deren Geruch ich als angenehm empfinde, können auf Sie störend wirken. Ich lade Sie zu einer kleinen Übung ein. Ich möchte Sie bitten, sie mit den einzelnen Räucherstoffen durchzuführen. Sie werden schnell die verschiedenen Räucherstoffe kennenlernen und schon bald Ihre eigenen Mischungen zusammenstellen.

Räucherübung

Am besten eignet sich für diese Übung das Räuchern mit einem Sieb, Sie können aber auch mit Kohle arbeiten. Setzen Sie sich bequem hin, und kommen Sie zur Ruhe. Richten Sie Ihre Aufmerksamkeit auf Ihren Atem, und beobachten Sie für ein paar Minuten, wie sich Ihr Bauch hebt und wieder senkt. Diese Vorbereitung hilft Ihnen, tiefer in sich hineinzufühlen und leichter Ihre Reaktion auf den Rauch wahrzunehmen. Vergessen Sie für ein paar Minuten alles um sich herum, und konzentrieren Sie sich ganz auf den Rauch.

Zünden Sie nun das Teelicht oder die Kohle an. Legen Sie den Räucherstoff auf das Sieb oder die Kohle. Beobachten Sie, wie er langsam verglimmt und der Rauch aufsteigt. Spüren Sie in den Rauch hinein. Riechen Sie an dem Rauch, und atmen Sie den aufsteigenden Rauch vorsichtig durch die Nase ein. Schließen Sie vielleicht für einen Moment die Augen, und spüren Sie in Ihren Körper hinein. Wie riecht es? Wie fühlen Sie sich dabei?

Denken Sie daran, dass jede Pflanze ihre eigene Energie hat. Erinnern Sie sich, dass Sie durch das Räuchern den Geist von der Pflanze lösen und durch den Rauch in direktem Kontakt mit ihm stehen. Spüren Sie in Ihren Körper hinein, und achten Sie auf Ihre Gefühle. Vielleicht möchten

Sie noch einmal an dem Rauch riechen. Atmen Sie ihn vorsichtig ein, und fühlen Sie noch einmal in Ihren Körper.

Nachdem Sie den ersten Räucherstoff kennengelernt haben, lüften Sie kurz Ihr Zimmer. Legen Sie dann einen anderen Stoff auf das Sieb oder die Kohle. Riechen Sie wieder an dem Rauch, atmen Sie ihn sanft ein. Spüren Sie in Ihren Körper hinein, und beobachten Sie die Reaktion Ihres Körpers. Versuchen Sie, mit dem Rauch in Kontakt zu kommen und das Wesen der verräucherten Pflanze zu fühlen. Verbinden Sie sich ganz bewusst mit der Energie der Pflanze. Machen Sie sich Notizen zu Ihren Erfahrungen mit den unterschiedlichen Pflanzen. Notieren Sie sich auch den Duft der Pflanzen. Wenn Sie den Rauch der verschiedenen Pflanzen bewusst wahrnehmen, wird es Ihnen leichterfallen, später eigene Mischungen zu kreieren.

Noch ein kleiner Hinweis am Rande: Jede Pflanze hat eine bestimmte Wirkung auf unseren Körper und unsere Psyche, sie wirkt also auch psychoaktiv. Die Wirkungen von Pflanzen sind allerdings unterschiedlich. Aus diesem Grund empfehle ich Ihnen, nur am Rauch zu riechen. Wenn Sie den Rauch von Beifuß, Kampfer, Benzoe, Alraune, Muskat oder Oregano zu intensiv einatmen, haben Sie danach vielleicht das Gefühl, ein bisschen high zu sein. Riechen Sie also an dem Rauch, und atmen Sie ihn nicht direkt ein!

Hier nun ein paar Räuchermischungen zum Ausprobieren: Ich gebe absichtlich keine Menge an, da jeder Mensch ein anderes Geruchsempfinden hat. Ich möchte Sie dadurch anregen, Ihrem eigenen Geruchsempfinden stärker zu vertrauen. Wenn Sie einen Stoff sehr mögen, können Sie auch mehr von ihm in die Räuchermischung geben. Außerdem habe ich bewusst die Anzahl der verschiedenen Räucherstoffe gering gehalten. Benutzen Sie also nicht zu viele verschiedene Kräuter, sondern lassen Sie jedes einzelne Kraut für sich wirken.

Erkältungsmischung

~ Eukalyptus, Salbei und Thymian

Neben den heilenden, schleimlösenden und stärkenden Eigenschaften dieser Räucherstoffe dient diese Mischung auch dazu, Ihre Wohnung von Bakterien zu befreien.

Gute-Nacht-Mischung

~ Lavendel, Styrax und Melisseblätter

Dies ist eine wunderbare wärmende und beruhigende Mischung, ideal zum Einschlafen.

Indianische Reinigungsmischung

~ weißer Salbei, Zedernspitzen, Sweetgrass und weißer Copal

Diese Räucherstoffe haben gute reinigende Eigenschaften. Der weiße Salbei harmoniert optimal mit den Zedernspitzen. Sweetgrass ist eine sehr lichtvolle Pflanze. Das Copalharz hilft, die Energie in einem Raum anzuheben. Es verleiht der Mischung zusätzlich einen frischen Duft.

Kontaktmischung

~ Weihrauch, Mastix, Beifuß und Lorbeerblätter

Diese Räucherstoffe unterstützen Sie bei der Kontaktaufnahme mit den geistigen Welten. Alle Zutaten dienen dazu, Ihr Bewusstsein weit für die Kommunikation zu öffnen. Da diese Mischung bei übermäßigem Gebrauch berauschend wirken kann, sollten Sie es mit dem Räuchern nicht übertreiben.

Konzentrationsmischung

~ Eisenkraut, Lemongrass und Dammar

Diese Mischung stärkt Ihre geistigen Kräfte und hilft Ihnen, sich zu konzentrieren. Sie erhellt Ihren Geist und aktiviert Ihre Sinne.

Kraftmischung

~ Rosmarin, Dammar und Lemongrass

Die würzig frische Mischung belebt müde Körper und erfrischt auch den Geist.

Liebesmischung

~ weißes Sandelholz, Rosenblüte, Iriswurzel und Zimt

All diese Stoffe besitzen aphrodisierende Kräfte. Iriswurzel hilft, emotionale und sexuelle Blockaden zu lösen. Zimt fügt der Mischung noch eine feurige Komponente hinzu.

Meditationsmischung

~ weißes Sandelholz, Weihrauch und Benzoe

Sehr viele Kräuter und Harze sind zur Meditation geeignet. Sie können alle Räucherstoffe, die beruhigen, entspannen oder harmonisieren, auch zur Meditationsräucherung verwenden. Die Mischung aus Sandelholz, Weihrauch und Benzoe duftet sehr angenehm. Sandelholz und Weihrauch sind tolle Räucherstoffe, um den Geist zu klären und den Blich nach innen zu lenken. Benzoe verleiht der Mischung einen balsamisch-süßen Duft und hilft dabei, zur Ruhe zu kommen.

Seelenmischung

~ weißes Sandelholz, Tonkabohnen, Tolubalsam und Rosenblüten

Diese Mischung riecht einfach fantastisch. Wenn Sie Trost brauchen oder das Gefühl von Wärme vermissen, schaffen Sie mit dieser Mischung eine Atmosphäre, in der sich Ihre Seele wohlfühlen wird.

Segnungsweihrauch

~ Sandelholz, Myrrhe und Styrax

Diese Mischung können Sie für jegliche Art von Zeremonien und Ritualen einsetzen. Sie dient der Heiligung und Segnung des Raumes, kann aber auch zur Meditation verwendet werden.

Vertrauensmischung

~ Orangenblüten, Jasminblüten und Benzoe

Die Mischung hilft uns dabei, wieder zu vertrauen und in unsere Kraft zu finden.

Aufbewahrung

Um das Dufterlebnis so lange wie möglich zu erhalten, beachten Sie ein paar Hinweise zur richtigen Aufbewahrung der Räucherstoffe.

Räucherkohle

Räucherkohle sollte luftdicht verpackt bleiben. Die meisten im Handel erhältlichen Arten der Räucherkohle werden in Alufolie gerollt angeboten. Nach Entnahme einer Tablette verschließen Sie die Verpackung wieder gründlich.

Harze, Kräuter und Blüten

Blüten verlieren relativ schnell ihr Aroma, Harze dagegen halten so gut wie ewig. Ich habe noch Harze zu Hause, die mehrere Jahre alt sind und von ihrer Kraft und ihrem Duft dennoch nichts verloren haben. Benutzen Sie zur Aufbewahrung der Räucherstoffe am besten kleine verschließbare Plastikboxen, Teedosen oder Glasgefäße. Lagern Sie die unterschiedlichen Kräuter, Blüten und Harze getrennt. Wenn Sie die Räucherstoffe in der Originalverpackung belassen möchten, dann sorgen Sie dafür, dass die Stoffe keine Feuchtigkeit aufnehmen können.

Sicheres Räuchern

Räuchern ist eigentlich eine einfache und ungefährliche Sache. An dieser Stelle des Buches möchte ich Sie aber auch auf die »Gefahren« des Räucherns aufmerksam machen:

- Achten Sie beim Anzünden der Kohle darauf, dass die Funken nicht mit brennbaren Materialien in Berührung kommen. Lassen Sie die Kohle nicht unbeaufsichtigt brennen!

- Diese Grundregel gilt natürlich auch für das Räuchern im Kamin oder im Freien: Behalten Sie das Feuer und die Glut immer im Auge!

- Die Kohle wird beim Räuchern sehr heiß. Aus diesem Grund ist es ratsam, eine Zange zu benutzen, um sich nicht zu verbrennen.

- Wenn Sie auf einen Räucherstoff zu stark körperlich reagieren, Sie z.B. Schwindel empfinden, Ihnen schlecht wird oder der Duft einen Hustenreiz bei Ihnen auslöst, sollten Sie das Räuchererlebnis sofort unterbrechen und die Fenster öffnen.

- Nutzen Sie Räucherstoffe nur zum Verräuchern und nicht als Nahrung.

- Informieren Sie sich über die Stoffe, die Sie verräuchern. Es gibt Pflanzen, die giftig sind oder die stark bewusstseinsverändernd wirken.

- Wenn Sie gesundheitliche Probleme haben oder schwanger sind, sollten Sie Räucherstoffe vorsichtig benutzen. Gerade duftintensives und stark anregendes Räucherwerk wie Rosmarin oder Kampfer sollten Sie dann nicht verräuchern.

- Öffnen Sie nach dem Räuchern die Fenster, damit der Rauch abziehen kann.

Räucherstäbchen, Kegel und Räucherspiralen

Räucherstäbchen

Räucherstäbchen stellen eine vereinfachte Form des Räucherns dar, weil sie wesentlich leichter zu handhaben sind als das Räuchern mit losen Zutaten. Obwohl man heutzutage weitaus häufiger Räucherstäbchen abbrennt als auf die ursprünglichen Arten zu räuchern, sind sie doch keineswegs eine moderne Erscheinung. Räucherstäbchen wurden wahrscheinlich von indischen Mönchen erfunden. Wer einmal in Indien war, erinnert sich bestimmt daran, dass an vielen Orten ein feiner Rauch von Stäbchen in der Luft lag. Für kein anderes Land ist das Räuchern so typisch wie für Indien.

Inhaltsstoffe

Grundlage vieler Räucherstäbchen ist ein Stützholz, auch Trägerholz genannt. Auf diesen Stab wird eine Paste aus

Holzpulver, wohlriechenden Kräutern und Harzen sowie ätherischen Ölen gerollt. Dies ist die ursprüngliche Herstellungsart der Räucherstäbchen. Wie das ganz genau aussieht, erfahren Sie ab Seite 85, wenn wir Räucherstäbchen selbst herstellen. In Japan und Tibet werden Räucherstäbchen ohne Trägerholz geformt. Dabei wird die Paste zu langen Stäben zusammengepresst oder ähnlich wie bei der Nudelherstellung durch kleine Löcher gedrückt. Der Vorteil dieser Herstellungsweise ist, dass der störende Eigengeruch des Holzstabes wegfällt und das Räucherstäbchen weniger qualmt. Die Brenndauer liegt übrigens zwischen 30–60 Minuten, je nach Inhaltsstoffen, Länge und Dicke der Stäbchen. Indische Räucherstäbchen mit Trägerholz brennen durchschnittlich 45 Minuten. Japanische oder auch tibetische Räucherstäbchen gibt es in verschiedenen Größen. Die kleinen Räucherstäbchen brennen ungefähr 30 Minuten, die größeren bis zu einer Stunde.

Qualität

Bei der Qualität der Räucherstäbchen gibt es leider himmelweite Unterschiede. Denken Sie immer daran: Günstig erworbene Räucherstäbchen werden auch zu niedrigen

Preisen und mit minderwertigen Inhaltsstoffen produziert. Sie werden nicht mehr auf traditionelle Weisen hergestellt. Eine weitverbreitete Art der günstigen Produktion besteht darin, auf das Trägerholz eine Masse aus Holzmehl und Bindemitteln aufzutragen, das Stäbchen danach einfach in eine flüssige, duftende Paste einzutauchen und dann trocknen zu lassen. Die Flüssigkeit ist häufig allerdings mit synthetischen Duftstoffen und anderen Chemikalien versetzt. Diese Räucherstäbchen haben meines Erachtens mit dem Geist des Räucherns nicht mehr viel zu tun. Bei günstigen Räucherstäbchen, deren Inhaltsstoffe z. B. Rose, Adlerholz oder Jasmin sein sollen, können Sie fast sicher sein, dass sie synthetische Duftstoffe beinhalten. 1 ml naturreines Rosenöl kostet im Fachhandel zwischen 15 und 40 Euro. Fragen Sie sich also: Wie kann ich dann 15 Räucherstäbchen mit echtem Rosenöl für ein bis zwei Euro kaufen? Bei solchen Preisen sollte jeder Käufer stutzig werden. Qualität hat eben ihren Preis, daran sollte Sie beim Einkauf denken. Auch bei Räucherstäbchen mit Bezeichnungen wie z. B. »Sahne-Kokos-Mandel« sollten Sie vor dem Kauf einen Moment innehalten. Glauben Sie wirklich, dass solche Räucherstäbchen natürliche Zutaten beinhalten?

Ein kleiner Tipp: Schnuppern Sie beim nächsten Kauf erst einmal an der Packung der Räucherstäbchen. Je stärker eine geschlossene Verpackung riecht, desto sicherer können Sie sein, dass keine natürlichen Inhaltsstoffe bei der Herstellung verwendet wurden. Sollten die Räucherstäbchen dann auch noch billig sein, würde ich Ihnen vom Kauf abraten. Nehmen Sie besser teurere Räucherstäbchen, auf deren Verpackung klar erkennbar ist, dass sie hochwertigen Zutaten beinhalten. Riechen Sie daran. Sie werden merken, dass diese Packung weniger intensiv duftet. Das ist ein Zeichen von Qualität! Im Zweifelsfall würde ich immer einen Verkäufer fragen und auf mein Gefühl hören.

Das ewige Spiel mit den Duftstoffen

Wenn ein Räucherstäbchen Parfum enthält, bedeutet das nicht, dass es schlecht ist. Es gibt viele Räucherstäbchen auf dem Markt, die wirklich mit naturreinen ätherischen Ölen hergestellt wurden. Doch überwiegend sind die Räucherstäbchen zumindest mit synthetischen Duftstoffe angereichert. Neben dem Kostenfaktor gibt es noch einen weiteren Grund für diese Art der Verarbeitung. Ätherische Öle verfliegen viel schneller als synthetische Duftstoffe. Aber unterscheiden Sie hier bitte, um welche Art von Duftstoffen es sich handelt. Neben chemisch hergestellten Duftölen gibt es Öle, die dieselbe chemische Zusammensetzung wie ätherische Öle haben. Diese Öle werden als naturidentisch bezeichnet und bei der Herstellung von Räucherstäbchen häufig verwendet, um den Duft zu verstärken. Diese Öle haben natürlich nicht dieselbe Wirkung wie naturreine ätherische Öle, aber sie sind auch nicht schädlich für uns. Den Unterschied zwischen den Duftstoffen können Sie erkennen, vertrauen Sie einfach Ihrer Nase. Wenn Sie z.B. an einem Räucherstäbchen riechen und es angenehm und unaufdringlich nach Rosen duftet, dann wurde mit naturidentischen Ölen gearbeitet. Riechen Sie die Pflanze? Riechen Sie die Natur? Oder riechen die Stäbchen aufdringlich, unangenehm und zu stark parfümiert? Löst der Duft bei Ihnen vielleicht sogar Kopfschmerzen aus? Früher war es sehr üblich, Parfum aus sogenannten Moschusverbindungen herzustellen. Der Moschus entstammt ursprünglich einer Drüse in den Geschlechtsorganen einer bestimmten Hirschart. Da dieser Stoff sehr angenehm riecht, haben ihn viele Parfumhersteller nachgebildet. Diese synthetischen Moschusverbindungen befinden sich in vielen Produkten,

z. B. in Kosmetika, in Parfums oder Räucherstäbchen. Nutzen Sie also besser die Räucherstäbchen, die ausschließlich aus Naturprodukte bestehen. Nur in ihnen stecken auch die Kräfte der Pflanzen.

Anwendung

Die Verwendung von Räucherstäbchen ist sehr einfach. Zünden Sie die Spitze eines Stäbchens an, und warten Sie ein paar Sekunden. Dann pusten Sie die Flamme aus oder löschen sie durch das Zufächern von Luft. Im Übrigen ist es in vielen Kulturen verpönt, die Flamme auszupusten. Man sagt, dass würde die guten Geister vertreiben. Stecken Sie das Räucherstäbchen nun in einen geeigneten Halter, und lassen Sie es in Ruhe vor sich hin qualmen. Im Fachhandel gibt es viele verschiedene Räucherstäbchenhalter: aus Holz, Keramik, Porzellan oder Metall. Wenn das Räucherstäbchen glimmt, fällt natürlich Asche herunter. Benutzen Sie also einen Halter, der die Asche auffängt. Er sollte nicht zu schmal sein. Es erfordert etwas Feingefühl, die Stäbchen so in den Halter zu stecken, dass die Asche genau auf die vorgesehene Fläche fällt. Sie können auch einfach ein Glas oder eine Schale mit Sand befüllen und das Stäbchen hineinstecken. Das sieht sehr schön aus und ist ebenfalls einfach zu benutzen.

Andere Länder, andere Stäbchen

Jeder Mensch hat seine Vorlieben bei der Wahl der Räucherstäbchen und seinen ganz eigenen Seelenduft. Manche mögen es, wenn es richtig qualmt, andere bevorzugen einen dezenten Duft. Aus diesem Grund möchte ich Ihnen nachstehend eine kleine Übersicht über die verschiedenen Räucherstäbchen geben.

Indische Räucherstäbchen

Die Qualitätsunterschiede bei indischen Räucherstäbchen sind sehr stark. Es gibt wirklich gute, qualitativ hochwertige Räucherstäbchen, aber auch jede Menge Räucherstäbchen, die genau das Gegenteil sind. Wenn Sie einmal in Indien gewesen sind, erinnern Sie sich bestimmt daran, dass Inder überall Räucherstäbchen abbrennen lassen. Diese Vorliebe trägt viel zu dem Geist bei, der Indien umhüllt. In Indien sind die verschiedensten Räucherstäbchen auch zu sehr niedrigen Preisen erhältlich. Indische Räucherstäbchen werden in Deutschland am meisten gekauft. Inder nutzen bei der Herstellung der Stäbchen ein Trägerholz, um das die duftende Paste gerollt wird. Bei manchen indischen Räucherstäbchen erkennt man deutlich, dass sie von Hand gerollt wurden. Die meisten Stäbchen werden aber mechanisch gerollt und mehrmals in eine Paste getaucht. Die Qualität dieser Stäbchen ist natürlich nicht so hochwertig wie die handgefertigter Stäbchen. Bestimmt haben Sie schon einmal Räucherstäbchen gesehen, die nach Masala-Art hergestellt worden sind, wie es auf der Verpackung steht. Das Wort »Masala« bedeutet eigentlich »Mischung«. Sie kennen dieses Wort sicherlich auch von den indischen Gewürzen. Bei dieser Räucherstäbchenherstellung weist der Zusatz »Masala« auf die Nutzung von hochwertigen Zutaten und

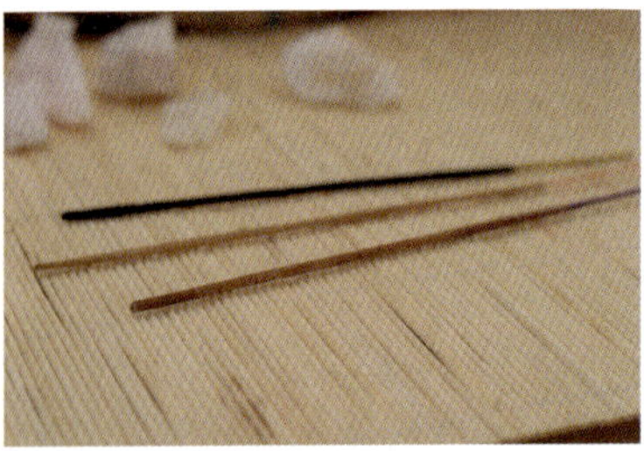

auf handgerollte Stäbchen hin. Die Qualität der Masala-Räucherstäbchen ist im Allgemeinen sehr gut, aber Ausnahmen bestätigen auch hier die Regel.

Chinesische Räucherstäbchen

Auch in China gibt es eine lange Räucherkultur, die tief im Buddhismus verwurzelt ist. Die meisten bei uns im Handel erhältlichen Räucherstäbchen werden mit Trägerholz hergestellt. Die Qualität dieser Stäbchen ist leider nicht sehr gut. Chinesische Räucherstäbchen sind meistens mit synthetischen Düften und anderen Chemikalien hergestellt. Sie erkennen diese Stäbchen am Geruch und an den kuriosen Duftmischungen, wie z. B. »Pfirsich-Vanille« und »Mango-Papaya«. Wenn Sie hingegen einmal die Gelegenheit haben, hochwertige, in chinesischen Tempeln verwendete Räucherstäbchen zu erhalten, sollten Sie zugreifen. Wie schon erwähnt, sind qualitativ hochwertige, chinesische Räucherstäbchen ein seltenes Gut.

Japanische Räucherstäbchen

In Japan hat man die Räucherkultur im 6. Jahrhundert n. Chr. von den Chinesen übernommen. Sie wurde dann weiterentwickelt und verfeinert, sodass in Japan eine eigene Räuchertradition entstanden ist. Es gibt sogar eine traditionelle Räucherzeremonie, das Koh-Do, ähnlich der bekannten Teezeremonie. Das Räuchern und die Räucherstoffe haben in Japan einen besonders hohen Stellenwert. Japanische Räucherstäbchen gehören zu den besten und edelsten Stäbchen, die in Deutschland erhältlich sind. Bei der Herstellung der Räucherstäbchen wird ohne Trägerholz gearbeitet, sodass die Stäbchen nicht zu viel qualmen und das Dufterlebnis nicht durch das Abbrennen von Holz verdorben wird. Japanische Räucherstäbchen sind allerdings auch teurer als andere Stäbchen. Ich habe schon Exemplare für 800 € gesehen. In Japan benutzt man bei der Herstellung der Stäbchen tatsächlich nur die hochwertigsten Zutaten. Vor allem reines weißes Sandelholz und edles Adlerholz bilden die Grundlage. Doch auch die im Fachhandel erhältlichen, noch recht erschwinglichen Stäbchen haben eine ausgezeichnete Qualität und versprechen ein wirklich tolles Räuchererlebnis. Die Japaner sind die absoluten Meister der Räucherstäbchenherstellung.

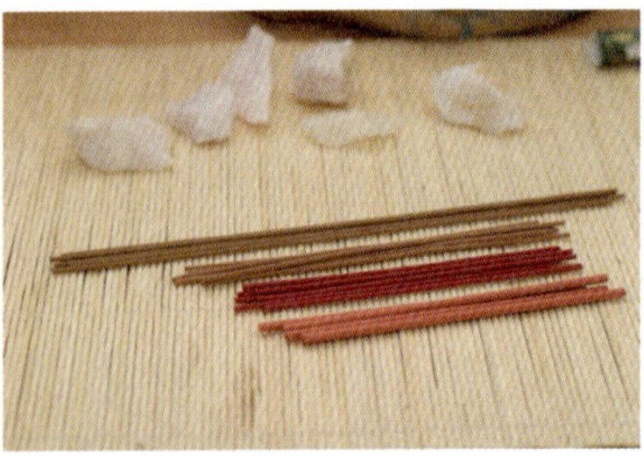

Andere asiatische Länder (Tibet, Nepal, Vietnam, Thailand)

Auch in anderen asiatischen Ländern wird geräuchert, überwiegend aus zeremoniellen Gründen. Bei uns sind die Stäbchen aus Tibet, Nepal oder Vietnam nicht sehr verbreitet, obwohl jedes Land seine eigenen Kreationen hat. Diese Räucherstäbchen haben überwiegend eine gute Qualität, wobei es auch hier Ausnahmen gibt. In Vietnam und vor allem in Thailand gibt es viele Stäbchen von wirklich minderwertiger Qualität. Bei uns werden besonders die »Healing Incense« aus Tibet immer beliebter. Diese handgerollten Stäbchen ohne Trägerholz werden nach alten Rezepten aus der tibetischen Medizin hergestellt. Sie beinhalten über 30 verschiedene Kräuter des Himalajas und werden seit Jahrhunderten erfolgreich gegen allerlei Krankheiten und zur Stärkung des Menschen eingesetzt.

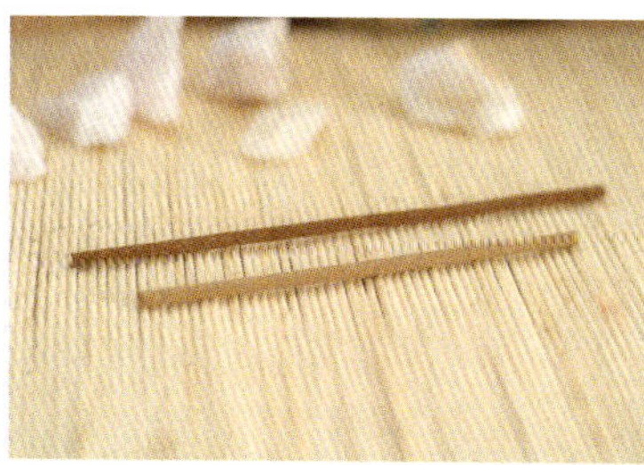

Amerikanische Räucherstäbchen

Amerikanische Räucherstäbchen sind auf dem europäischen Markt überwiegend in Form von indianischen Räucherstäbchen erhältlich. Sie werden meistens mit Inhaltsstoffen wie Pinie, Salbei, Copal oder Zedern hergestellt und haben normalerweise eine gute Qualität. Manche Räucherstäbchen werden nur als »indianisch« verkauft, haben mit dem »Spirit« der Indianer aber wenig zu tun. Sie werden häufig in Billiglohnländern hergestellt. Die Rohstoffe kommen aus Amerika, die Verarbeitung findet dann in Indien statt. In Nordamerika werden aber von Familien oder kleinen Firmen auch »echte« indianische Räucherstäbchen produziert, die die Verbindung zur Natur wieder stärken. Das Gleiche gilt für Räucherstäbchen aus Peru oder Bolivien. Auch hier gibt es noch Produzenten, bei denen man die Verbindung zu den indianischen Wurzeln spüren kann. Die Qualität der amerikanischen Räucherstäbchen ist meistens sehr gut. Die Kräuter werden in der Natur gesammelt und dann noch vor Ort verarbeitet. Amerikanische Räucherstäbchen ähneln Kräuterzigaretten. Man erkennt sie auch daran, dass sie zusätzlich mit Blättern umwickelt werden. Es lohnt sich, nach diesen Stäbchen zu suchen.

Europäische Räucherstäbchen

In Deutschland oder auch in anderen europäischen Ländern gibt es nur wenige Hersteller von Räucherstäbchen, die im eigenen Land produzieren lassen. Die Konkurrenz aus asiatischen Staaten ist viel zu groß und die Produktionskosten sind zu hoch für eine Herstellung in Europa. Meistens findet man in Deutschland produzierte Räucherstäbchen auf Märkten oder auch vereinzelt im Fachhandel. Diese Räucherstäbchen haben überwiegend eine sehr gute Qualität. Aber auch die Firmen, die im Ausland produzieren lassen, achten auf eine gute Qualität der Produkte. Sie verwenden hochwertige Zutaten und verzichten weitestgehend auf chemische Bindemittel oder Öle. Einem Kauf von Räucherstäbchen »made in Germany« steht also nichts im Wege.

Woran erkennen Sie hochwertige Räucherstäbchen?

Es ist nicht mehr so einfach, qualitativ hochwertige Räucherstäbchen von minderwertiger Ware zu unterscheiden. Dennoch gibt es ein paar Regeln, die Sie beim Kauf von Räucherstäbchen beachten können.

Vertrauen Sie in erster Linie auf Ihr Gefühl und auf Ihre Nase. Wenn Sie an der Verpackung riechen und Ihnen kommt eine starke Duftwolke entgegen, dann halten Sie Räucherstäbchen mit synthetischen Duftstoffen in den Händen. Riechen Sie zur Probe an verschiedenen Packungen von Räucherstäbchen. Sie werden sehen, dass die teureren und aus natürlichen Essenzen hergestellten Stäbchen deutlich weniger riechen. Es ist also einfach nicht möglich, viele hochwertige Räucherstäbchen in einer Packung zu erwerben, die einen oder zwei Euro kostet. Schwarzen Räucherstäbchen dient meist Holzkohle als Grundlage. Das ist nicht unbedingt schädlich, dennoch würde ich mich eher für Stäbchen entscheiden, die aus natürlichen Hölzern wie Zedernholz, Sandelholz oder ähnlichem hergestellt wurden. Leider ist es in vielen Fällen so, dass die Hersteller aus Kostengründen auf Holzkohle zurückgreifen. Holzkohle ist billig, brennt gut ab und lässt sich gut nutzen, um sie in Duftlösungen einzutauchen. Wenn Sie also solche Stäbchen in der Hand haben, seien Sie wachsam, und prüfen Sie die anderen Qualitätsmerkmale. Überprüfen Sie, ob alle mit einem Trägerholz versehenen Stäbchen in einer Verpackung die gleiche Form und Breite haben. Wenn es Unterschiede gibt, wurden die Stäbchen sicherlich per Hand hergestellt. Berühren Sie die Stäbchen. Hinterlassen die Stäbchen eine glänzende Schicht auf Ihren Fingern, dann wurde bei der Herstellung Parfum verwendet.

Räucherkegel

Räucherkegel sind auch als Räucherkerzen bekannt. Diese Art des Räucherns ist einfach und auch weit verbreitet. In Deutschland verbindet man die Räucherkegel traditionell mit den Räuchermännchen. Die Figuren stammen aus dem Erzgebirge und werden besonders in der Weihnachtszeit verwendet, um eine wohlriechende Atmosphäre zu zaubern. Zünden Sie den Kegel an, stellen Sie ihn dann in ein feuerfestes Gefäß, und lassen Sie ihn abbrennen. Die Brenndauer von Räucherkegeln liegt bei 15–25 Minuten.

Räucherspiralen

Räucherspiralen werden wie Räucherstäbchen hergestellt, aber eben als Spirale. Es gibt sie in verschiedenen Größen und Ausführungen. Räucherspiralen sind auch als »Gartenspiralen« bekannt, deren Rauch Mücken vertreiben soll. Die Brenndauer von Räucherspiralen liegt zwischen 3 und 24 Stunden.

Wer zu Hause gern räuchert, hat häufig auch Räucherstäbchen oder Kegel. Natürlich ist die Wirkung der Pflanzen stärker, wenn Sie sie auf Kohle oder mit einem Sieb verräuchern, dennoch sind Räucherstäbchen und Kegel eine gute Alternative dazu. Beim Räuchern mit Kohle bestimmen Sie, welche Pflanzen Sie verwenden. Bei Räucherstäbchen können Sie nicht immer erkennen, was enthalten ist. Kaufen Sie also Stäbchen von guter Qualität! Informieren Sie sich über die Philosophie der Hersteller, riechen Sie vor dem Kauf an den Stäbchen, und reden Sie mit dem Verkäufer.

Räucherstäbchen, Kegel & Co selbst gemacht

Es gibt kaum gute Rezepte zur Herstellung von Räucherstäbchen oder Kegeln. Für dieses Buch probierte ich einige Wochen lang aus, Stäbchen nach bekannten Rezepten selbst herzustellen – allerdings ohne Erfolg. Die Stäbchen und Kegel brannten entweder nicht oder sie sprühten Funken wie Wunderkerzen. Irgendwann beschloss ich dann, es auf eigene Faust zu probieren. Ich notierte mir bei jedem Versuch die Mengenverhältnisse der Zutaten, probierte verschiedene Bindemittel und experimentierte mit etlichen Räucherstoffen. Da ich mit meinem Ergebnis immer noch nicht zufrieden war, kontaktierte ich verschiedene Firmen und bat um Hilfe. Schließlich erhielt ich Unterstützung von Herrn Jäger, einem Hersteller von Räucherkerzen, und erkannte den Fehler in den Rezepten.

Wieso sollten Sie Stäbchen und Kegel selbst herstellen?

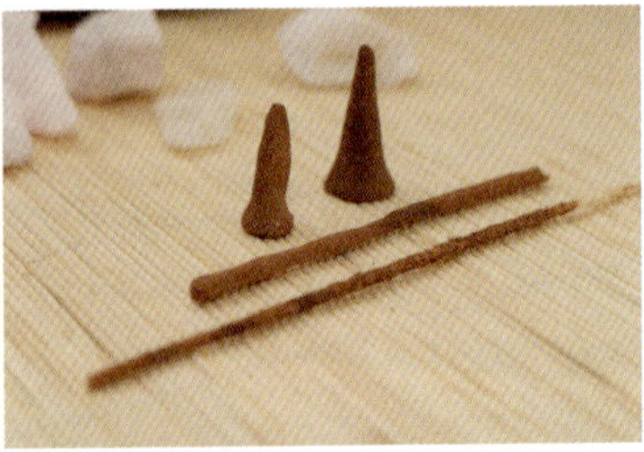

Wenn Sie etwas geübter in der Herstellung von Räucherstäbchen und Kegel sind, dann macht es durchaus Sinn, eigene Stäbchen zu kreieren. Sie wählen die Düfte aus, die Sie mögen, und wissen später genau, was die Mischung beinhaltet. So müssen Sie nicht darüber nachdenken, ob synthetische Duftstoffe oder andere chemische Stoffe bei der Herstellung der Stäbchen verwendet wurden. Ich probiere Sachen gern selbst aus. Obwohl es doch manchmal recht frustrierend war, vor allem am Anfang, so habe ich bei der Herstellung der Kegel und Stäbchen dennoch viel Spaß gehabt. Die Herstellung der Räucherware ist mit einem gewissen Aufwand verbunden, aber es lohnt sich wirklich: Sie entzünden dann Ihre eigenen Räucherstäbchen. Ich finde, dass es ein Versuch wert ist. Glauben Sie mir, die Freude, die Sie verspüren, wenn die Kegel oder Stäbchen brennen, ist überwältigend.

Rezept Räucherkegel

Sie brauchen:

- einen kleinen Messbecher (am besten aus Glas),
- eine Gewürzmühle oder einen Mörser,
- Tragantpulver, Stärke oder Gummi Arabicum
- Kaliumnitrat
- eine Plastikschale zum Anrühren
- ein Messer oder einen Löffel

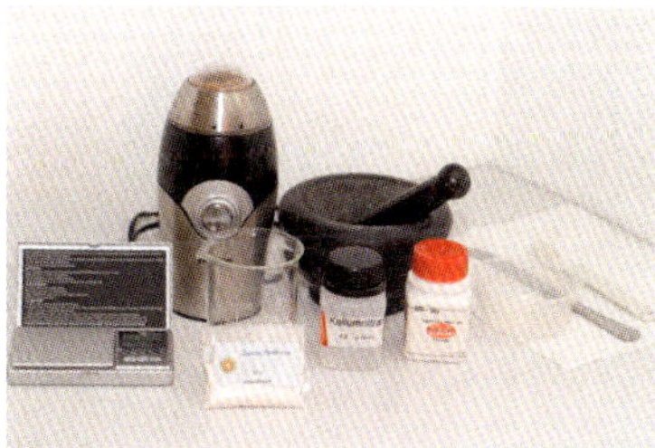

Messbecher

In dem Messbecher stellen Sie eine Kaliumnitratlösung her. Da Sie erst einmal nur ein paar Kegel herstellen wollen, brauchen Sie nur 50 ml der Lösung.

Gewürzmühle

Für die Herstellung der Räucherkegel brauchen Sie die Räucherstoffe als feines Pulver. Hölzer können Sie im Mörser manchmal nur mit Mühe zu Pulver verarbeiten. Es ist einfacher, eine elektrische Gewürz- oder Kaffeemühle zu benutzen. Sie sind bereits zu einem Preis von zehn Euro erhältlich. Wenn Sie häufiger Räucherkegel selbst herstellen, dann werden Sie dieses Gerät zu schätzen wissen. Für das Ausprobieren des Rezeptes lohnt sich diese Anschaffung kaum, doch schon beim zweiten oder dritten Mal werden Sie dankbar sein, eine elektrische Mühle zu besitzen. Falls Sie nicht mit einer elektrischen Mühle arbeiten möchten, können Sie das Räucherwerk auch mit einer Küchenreibe oder mit Schmirgelpapier zerkleinern.

Bindemittel

Das Bindemittel dient dazu, die einzelnen Stoffe zusammenzuhalten. Als Bindemittel eignen sich Stärke, Gummi Arabicum oder Tragantpulver. Stärke haben sie wahrscheinlich zu Hause, die anderen Zutaten erhalten Sie in der Apotheke bzw. im Fachgeschäft für Räucherbedarf. Tragant und Gummi Arabicum stammen von dem Harz bzw. dem Saft von Pflanzen und sind somit eines natürlichen Ursprungs. Da sie die anderen Räucherstoffe in ihrer Wirkung unterstützen, sollten Sie am besten diese Bindemittel einsetzen. Ich benutze bei meinen Räucherkegeln und Stäbchen den Tragantschleim, weil ich mit ihm am besten klarkomme.

Brennhilfe Kaliumnitrat

Kaliumnitrat ist auch unter dem Namen Salpeter bekannt. Sie erhalten es nur in einem Geschäft für Laborbedarf oder in der Apotheke. Das liegt daran, dass Kaliumnitrat explosiv ist, allerdings trifft das erst zu, wenn Sie große Mengen des Salzes direkt anzünden oder mit anderen Chemikalien mischen. Es dürfte für Sie also kein Problem sein, Kaliumnitrat zu kaufen, da Sie es nur in einer geringen Menge brauchen. Sagen Sie dem Verkäufer ruhig, dass Sie damit Räucherkegel herstellen wollen. Ich kann verstehen, wenn der eine oder andere von Ihnen ein mulmiges Gefühl dabei hat, mit solchen Chemikalien zu arbeiten. Doch glauben Sie mir, das brauchen Sie wirklich nicht zu haben. Als Salpeter werden verschiedene Salze bezeichnet. Sie werden in vielen Bereichen eingesetzt. Bei der Herstellung von Räucherstäbchen können Sie nicht auf Kaliumnitrat verzichten. Ich habe mit anderen brennbaren Materialien experimentiert, doch ohne zufriedenstellende Ergebnisse.

Kaliumnitrat sorgt dafür, dass die Räucherstäbchen gleichmäßig abbrennen.

Plastikschalen

In einer Schale mischen Sie die Zutaten zu einem Teig zusammen und bearbeiten ihn.

Messer oder Löffel

Um den Teig zu mischen und zu kneten, benutzen Sie am besten ein Messer oder einen Plastiklöffel. Bevor Sie beginnen können, Ihre ersten Kegel selbst herzustellen, beachten Sie bitte die folgenden Hinweise: Der Hauptbestandteil der Räuchermischung ist Holz. Sie können weißes oder rotes Sandelholz, Zedernholz oder andere Räucherholze wie Eichenrinde verwenden. Nehmen Sie am besten gut duftende Holzarten. Ich benutze überwiegend das weiße Sandelholz, da mir der Duft am besten gefällt und Sandelholz immer gut mit anderen Stoffen harmoniert. Sie können statt mit Holz auch mit Holzkohle arbeiten, damit wäre ein besseres Abbrennen gewährleistet. Holzkohle hat allerdings keinerlei Wirkung auf uns und duftet nicht. Bei der Räuchermischung arbeiten Sie zuerst mit mindestens 50 % Holzanteil.

Wenn Sie mehr Übung haben, können Sie diesen Anteil auch verringern. Die restliche Mischung besteht aus Blüten, Rinden, Wurzeln, Harzen, Gewürzen und ätherischen Ölen.

Harze haben den Vorteil, dass sie reich an ätherischen Ölen sind und den Kegeln eine besondere Duftnote verleihen. Doch benutzen Sie nicht zu viel Harz, denn sonst brennen die Kegel nicht ab. Der Anteil der Harze sollte zunächst nicht mehr als 10–15 % der Mischung ausmachen. Auch hier gilt: Wenn Sie die Harze besser kennen und Übung haben, können Sie den Anteil erhöhen. Beachten Sie das richtige Mischungsverhältnis. Wenn Sie von einem Stoff zu viel oder zu wenig nehmen, brennen die Kegel nicht gleichmäßig.

Die Räuchermischung muss gut geknetet werden. Achten Sie beim Formen der Kegel darauf, dass keine Löcher in der Masse entstehen. Der Rauch kommt sonst aus allen Löchern heraus und der Kegel brennt nicht gleichmäßig ab.

Anleitung

Für den Probekegel werden Sie mit der Seelenmischung arbeiten, denn sie verbreitet den schönsten Duft.

Schritt 1

Rühren Sie zuerst das Bindemittel an. Wenn Sie Stärke als Bindemittel benutzen, dann müssen Sie sie aufkochen lassen. Nehmen Sie ungefähr 100 ml Wasser und einen gehäuften Teelöffel Stärkepulver. So erhalten Sie eine Tasse Bindemittel. Gummi Arabicum oder Tragantpulver müssen Sie nicht unbedingt erhitzen. Doch in warmem Wasser löst sich das Pulver besser auf. Nehmen Sie auch hier 100 ml Wasser, und rühren Sie darin das Pulver ein. Beim Tragant reicht auch hier ein gehäufter Teelöffel des Pulvers aus, denn es hat enorme Absorptionseigenschaften. Beim Gummi Arabicum brauchen sie mehr Pulver, etwa einen Esslöffel auf 100 ml Wasser. Wenn Sie das Tragant-oder Gummi Arabicum-Pulver in das Wasser eingerührt haben, sollten Sie dieses Gemisch ein paar Stunden ruhen lassen, damit

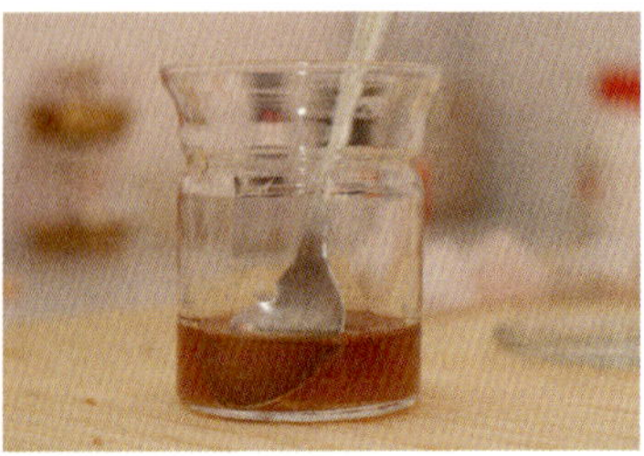

sich das Pulver mit Wasser vollsaugen kann. Tragant wird nach ein paar Stunden eine puddingartige Konsistenz haben, dann ist das Bindemittel einsatzbereit. Gummi Arabicum bleibt eher dickflüssig, doch das ist nicht weiter schlimm, weil es trotzdem hervorragend klebt. Bei beiden Pulvern gilt: Sie müssen warten, bis sich das Pulver komplett mit Wasser vollgesaugt hat.

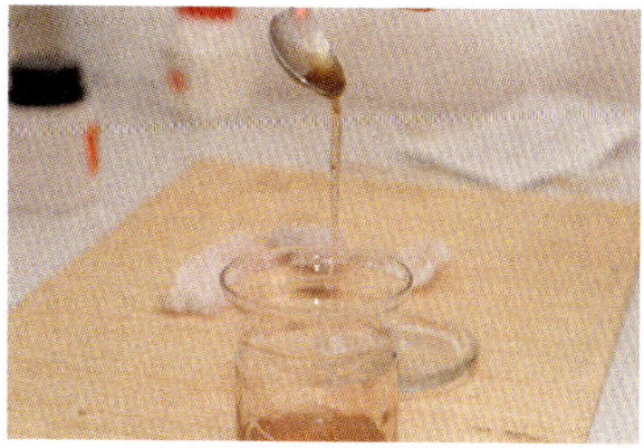

Schritt 2

Für die Seelenmischung brauchen Sie:

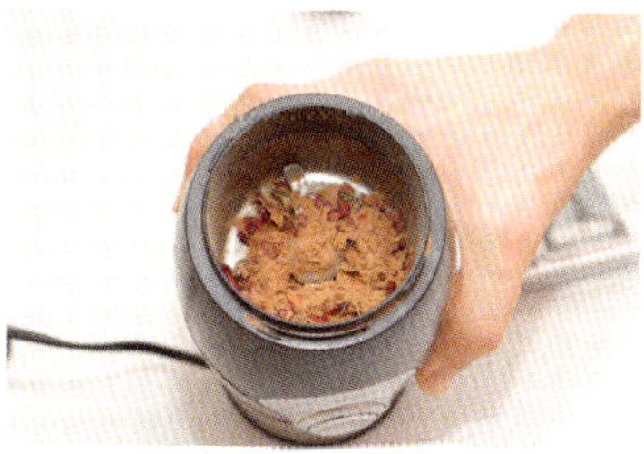

- 3g weißes Sandelholz
- 0,5g Rosenblüten
- 0,5g Tonkabohnen
- 0,5g Tolubalsam
- ätherische Öle zur Parfümierung der Kegel

Zermahlen Sie zuerst die Räucherstoffe sehr fein im Mörser oder in der Mühle. Geben Sie das entstandene Räucherpulver in eine Plastikschale. Ein normal großer Kegel wiegt übrigens 1 g. Sie können also aus dieser Mischung etwa fünf Kegel formen.

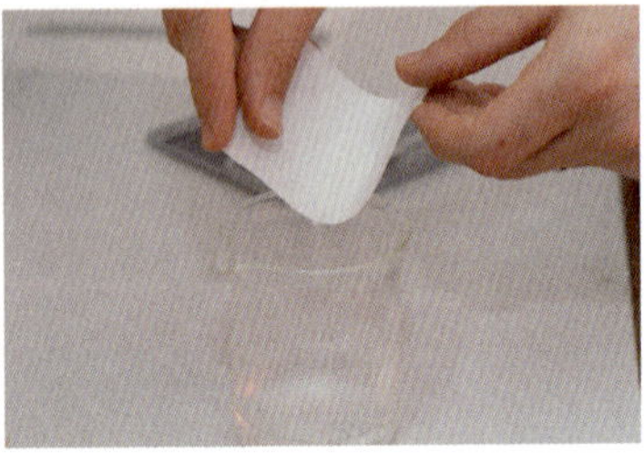

Schritt 3

Nehmen Sie das Messglas, und geben Sie 50 ml heißes Wasser hinein. Lösen Sie darin 1–2 g Kaliumnitrat auf. Nehmen Sie eher weniger als zu viel. Wenn Sie feststellen, dass die Kegel nicht brennen, sollten Sie den Anteil an Kaliumnitrat auf bis zu 2 g erhöhen.

Schritt 4

Geben Sie so lange von der Kaliumnitratlösung in die Plastikschale, bis das Pulver durchtränkt ist. Rühren Sie die Mischung gut durch. Falls Sie zu viel Lösung in die Plastikschale gegeben haben, können Sie die Mischung durch ein feinmaschiges Sieb abtropfen lassen. Viele im Handel erhältliche Räucherkegel riechen so gut, weil sie in Parfum getränkt wurden. Da Sie auf synthetische Duftstoffe verzichten, können Sie auch einige Tropfen ätherische Öle in die Mischung geben. Dabei brauchen Sie nicht zu sparen. Ich habe versuchsweise einmal 30 Tropfen ätherisches Öl in die Mischung gegeben und festgestellt, dass die Kegel trotzdem noch normal abbrennen. Welche ätherischen Öle Sie verwenden, ist natürlich Ihnen selbst überlassen. Zu der Seelenmischung würden z. B. Jasmin, Rose, Ylang-Ylang, Vanille passen. Entweder tröpfeln Sie die ätherischen Öle in die Mischung, oder Sie »parfümieren« die Kegel, wenn sie getrocknet sind.

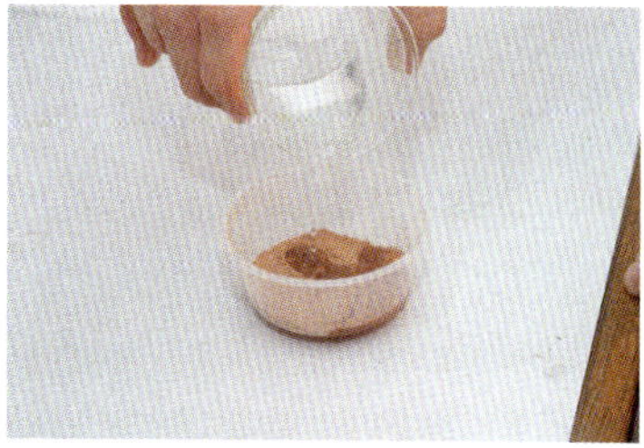

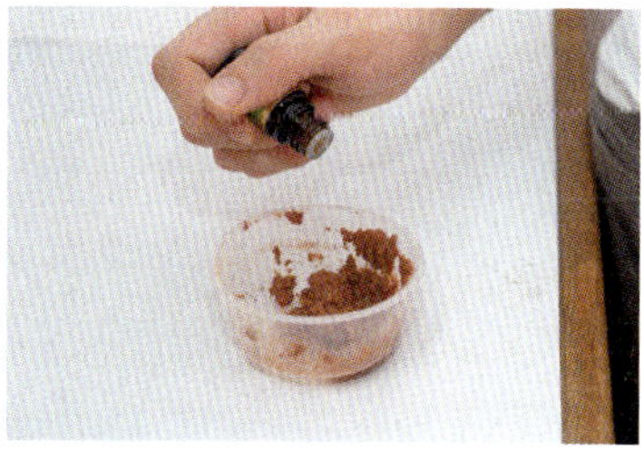

Schritt 5

Die feuchte Räuchermischung geben Sie anschließend auf ein Stück Backpapier. Die Mischung muss nun trocknen. Legen Sie sie dafür an einen warmen Ort, idealerweise

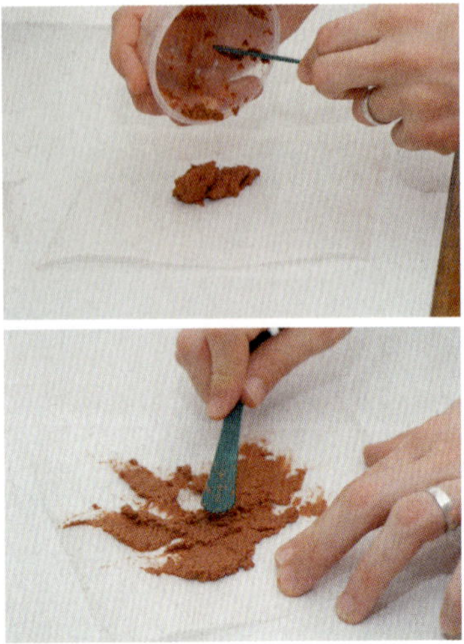

in die Sonne. Nach ein paar Stunden ist die Mischung trocken und Sie können sie weiterverarbeiten. Bei einem bewölkten Himmel dauert das Trocknen natürlich länger. Sie können auch einen Backofen nutzen, das dauert nur einen Bruchteil der Zeit. Doch vergessen Sie nie, dass die Wärme der Sonne eine viel höhere Energie hat. Übrigens ist es eher üblich, Räuchermischungen im Schatten zu trocknen, da die ätherischen Öle in der prallen Sonne schneller verdunsten. Doch ich bin der Meinung, dass die Kraft, die die Räucherstäbchen durch die direkte Sonnenenergie erhalten, einen höheren Wert hat. Handhaben Sie das bitte so, wie Sie es für richtig halten.

Schritt 6

Bearbeiten Sie die getrocknete Mischung noch einmal im Mörser, bzw. in der Kaffeemühle, bis Sie ein Pulver erhalten.

Dieses Pulver verarbeiten Sie mit dem Bindemittel zu einem Teig. Nehmen Sie am besten wieder die Plastikschale, und füllen Sie die Mischung dort hinein. Geben Sie eine Messerspitze von dem Bindemittel in die Mischung. Mischen und kneten Sie das Ganze so lange mit dem Messer oder Löffel, bis das Pulver und der Brei einen homogenen Teig bilden. Der Teig sollte nicht zu feucht sein. Die ideale Konsistenz ist erreicht, wenn der Teig auf der Hand kaum bis gar keine Spuren hinterlässt. Nun können Sie den Teig in die Hand nehmen und Kegel formen. Wenn Sie die Kegel für ein Ritual herstellen oder gezielt eine Wirkung durch das Abbrennen der Kegel erreichen möchten, nutzen Sie den Vorgang des Knetens

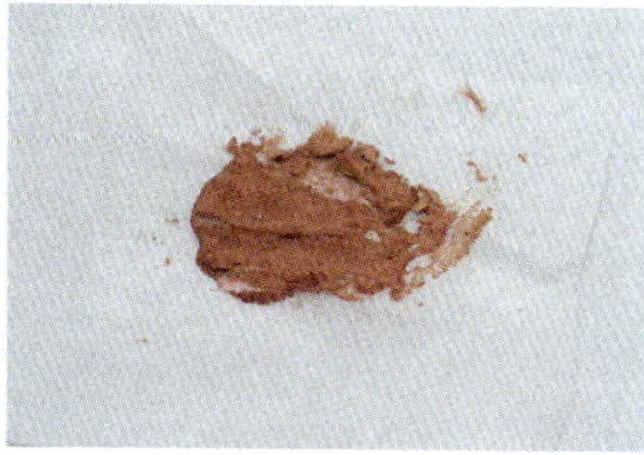

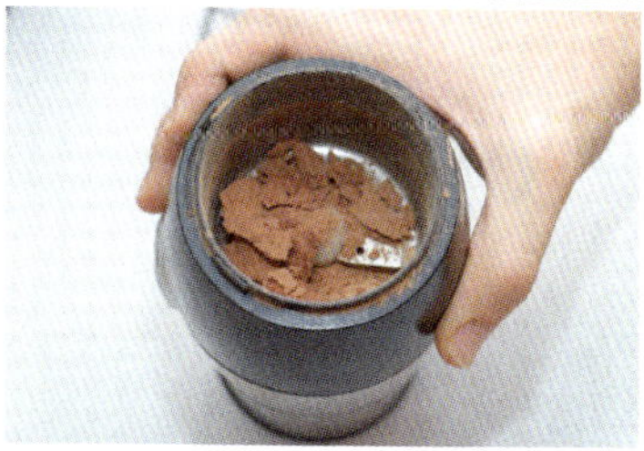

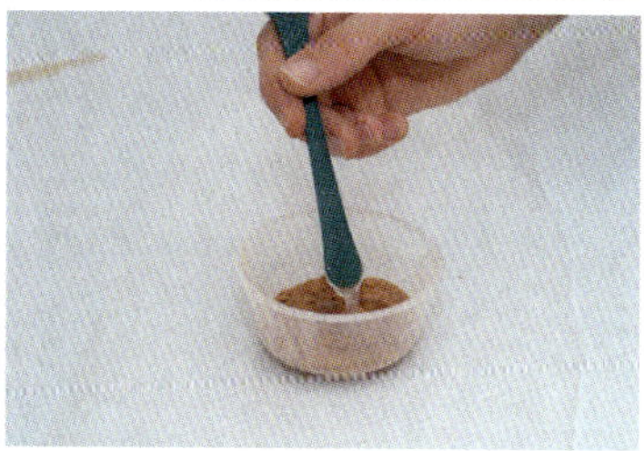

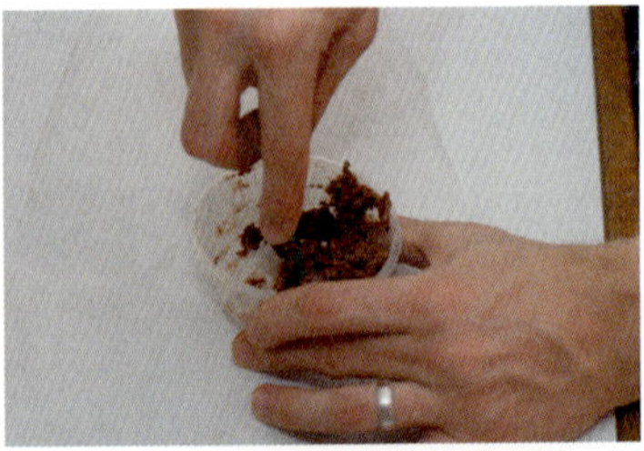
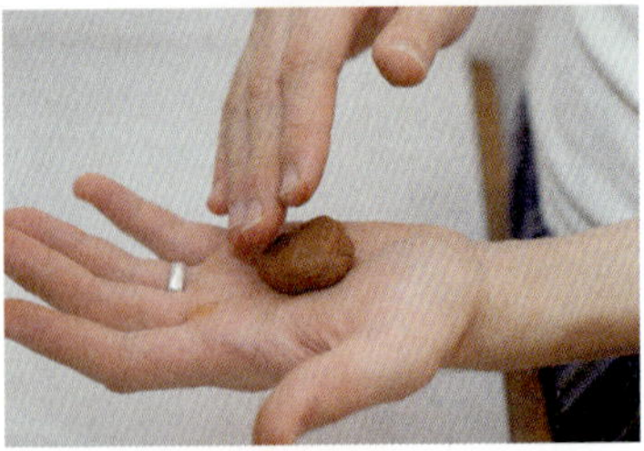
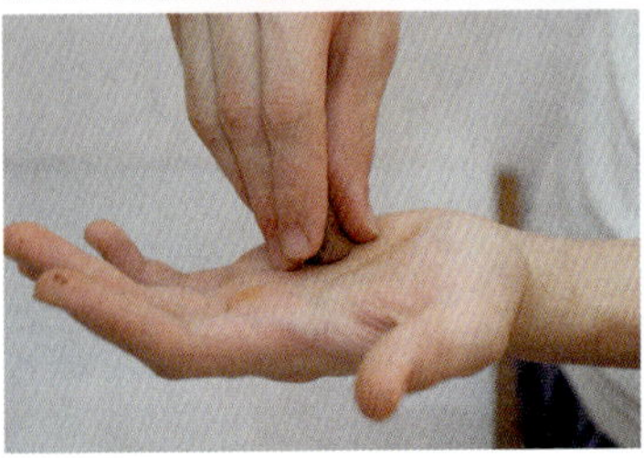

dazu, Ihre Energie und Ihre Absicht in die Kegel mit einfließen zu lassen. Anschließend müssen die Kegel trocknen. Legen Sie sie wieder auf das Backpapier, stellen Sie sie nicht aufrecht hin, und lassen Sie sie wieder in der Sonne trocknen. Der Zeitraum wird durch die Temperatur bestimmt. Das Trocknen kann zwischen einem Tag und einer Woche dauern.

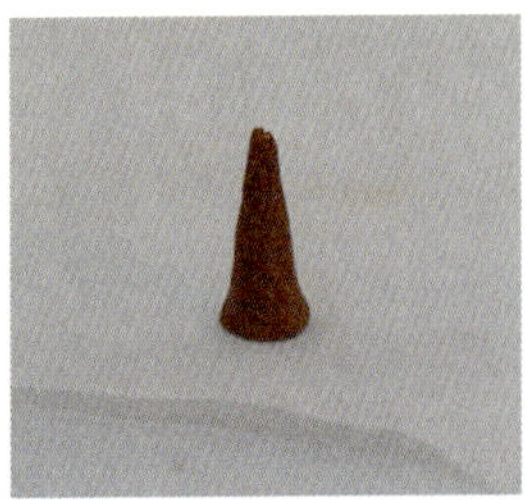

Schritt 7

Sie können nun auch Ihre Kegel mit ätherischen Ölen besprühen. Nehmen Sie ein bisschen Alkohol, und tropfen Sie so lange ätherisches Öl hinein, bis die Mischung einen wohlriechenden Duft hat. Diese Flüssigkeit füllen Sie in eine leere Flasche mit einem Sprühkopf und besprühen damit die getrockneten Kegel. Sie können die Kegel auch direkt mit dem ätherischen Öl einreiben.

Sie fragen sich vielleicht, warum Sie nicht alle Zutaten gleich zusammenmischen können. Man könnte schließlich auch in die Räuchermischung das Kaliumnitrat-Pulver einrühren und alles anschließend mit dem Bindemittel bearbeiten. Das funktioniert auch, allerdings brauchen Sie dafür ein bisschen Übung. Wenn Sie das ursprüngliche Rezept beachten, brennen die Kegel wesentlich besser ab. Nach ein paar Versuchen werden Sie ein Gefühl für die Brennbarkeit der Zutaten entwickelt haben. Dann können Sie alle Zutaten auch gleich zusammen anrühren.

Wieso brennen Ihre Kegel nicht?

Falls Ihre Kegel nicht richtig brennen sollten, kann dies verschiedene Ursachen haben:

- Das Pulver der Räuchermischung war nicht fein genug gemahlen. Wenn das der Fall ist, kommt es auch zu »explosionsartigen« Rauchentwicklungen. Im Kegel sind beim Kneten Sauerstoffkammern entstanden. Mahlen Sie beim nächsten Mal die Zutaten etwas länger, und kneten Sie den Teig besser.
- Die Mischung hat einen zu geringen Anteil an Kaliumnitrat, der Kegel brennt nicht. Erhöhen Sie die Menge an Kaliumnitrat in der Lösung, oder tränken Sie das Räucherpulver besser durch.
- Sie haben zu viel Harz benutzt. Das Harz verflüssigt sich beim Verglimmen und verhindert so, dass der Kegel weiterglüht.
- Sie haben den Kegel nicht lange genug trocknen lassen. Schneiden Sie den Kegel auf, und kontrollieren Sie, ob er im Inneren noch feucht ist.

Rezept Räucherstäbchen

Da es zwei Arten von Räucherstäbchen gibt, möchte ich Ihnen auch für beide Varianten ein Rezept geben:

Räucherstäbchen ohne Trägerholz

Räucherstäbchen ohne Trägerholz sind leicht herzustellen. Vermischen Sie einfach alle Zutaten aus dem Rezept für die Räucherkegel zu einem Teig. Anstatt aus der Mischung Kegel zu formen, rollen Sie den Teig einfach mit der Hand aus. Sie haben sicherlich als Kind mit Knete gespielt und Würmchen gerollt. Erinnern Sie sich daran? Genau so machen Sie das nun mit dem Teig. Durch das Trocknen behalten die Stäbchen ihre

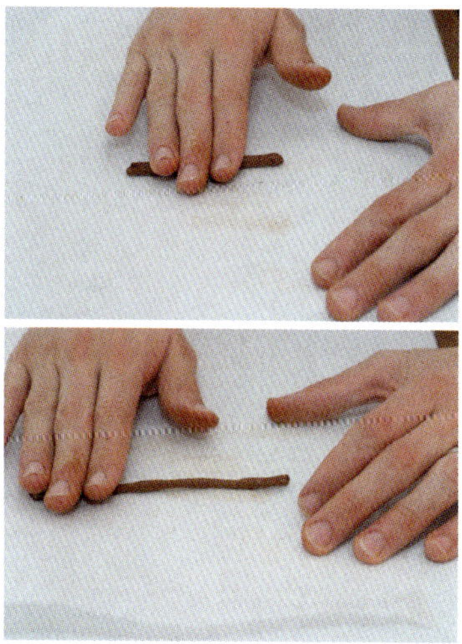

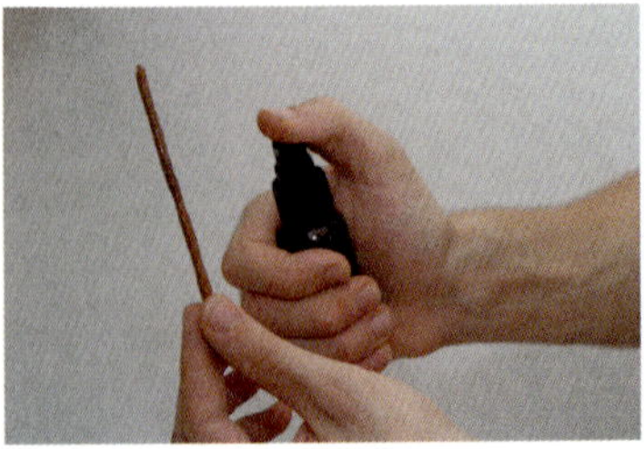

Form. Die Stäbchen trocknen übrigens wesentlich schneller als die Kegel. Abhängig von der Dicke der Stäbchen können sie schon in wenigen Stunden getrocknet sein.

Räucherstäbchen mit Trägerholz

Für die Herstellung dieser Räucherstäbchenart benutzt man normalerweise dünne Bambusstäbe als Trägerholz. Da die Stäbe schwer zu erhalten sind, nehmen Sie ruhig Schaschlikspieße und bearbeiten Sie sie mit einem scharfen Messer, bis die Stäbchen einen Durchmesser von 1–2 mm haben. Stellen Sie die Stäbchen dann für eine halbe Stunde in ein Reagenzglas oder das leere Glas der Verpackung einer Vanilleschote, das mit Kaliumnitratlösung befüllt ist,

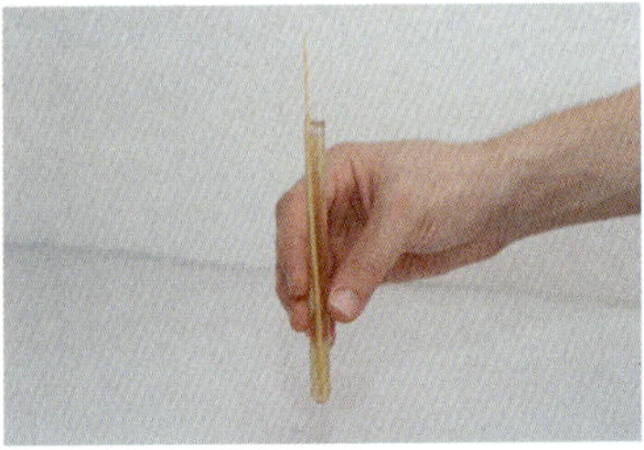

dann brennen die Stäbchen besser. Lassen Sie die Stäbe anschließend wieder trocknen. Nehmen Sie für diese Lösung mehr Kaliumnitrat, etwa 3 g auf 50 ml Wasser. Achten Sie bitte darauf, dass ein Teil der Stäbe nicht mit der Lösung in Kontakt kommt. Dieser Teil wird später in den Räucherstäbchenhalter gesteckt. Auf die trockenen Stäbchen rollen oder kneten Sie dann den Teig auf. Häufig bröckelt der Teig, aber mit ein bisschen Übung wird Ihnen dieser Schritt gelingen.

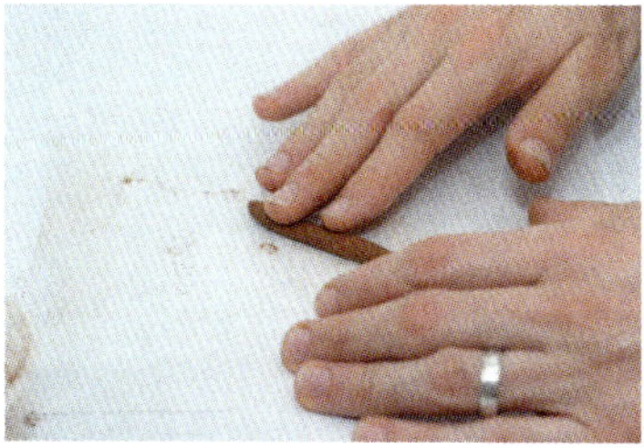

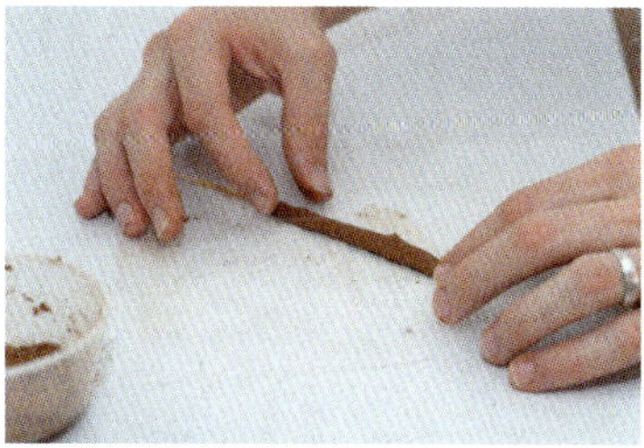

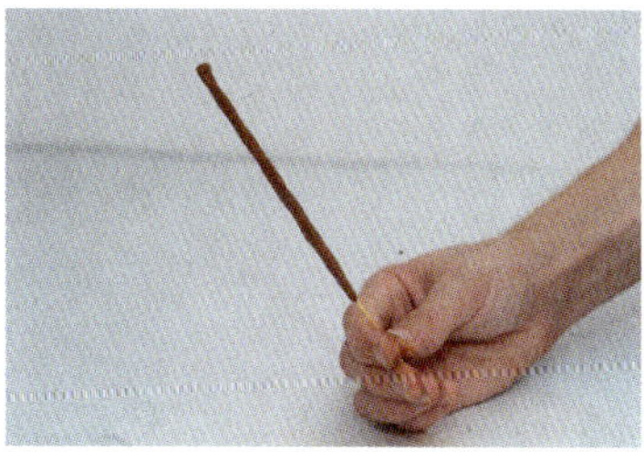

Es gibt noch eine weitere Möglichkeit zur Herstellung der Stäbchen: Lösen Sie das Bindemittel in Wasser auf. Benutzen Sie aber weniger Bindemittelpulver, denn Sie brauchen für

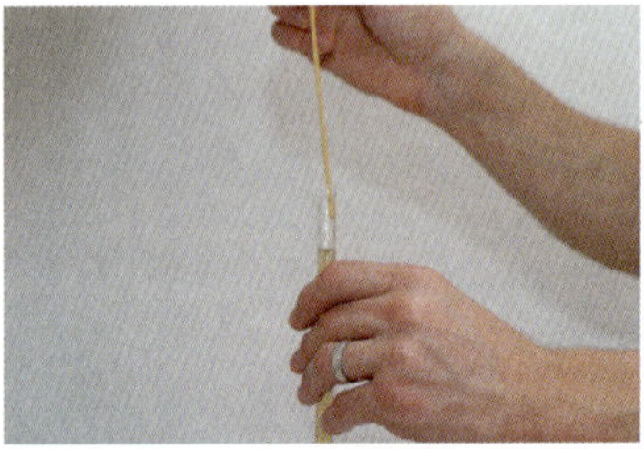

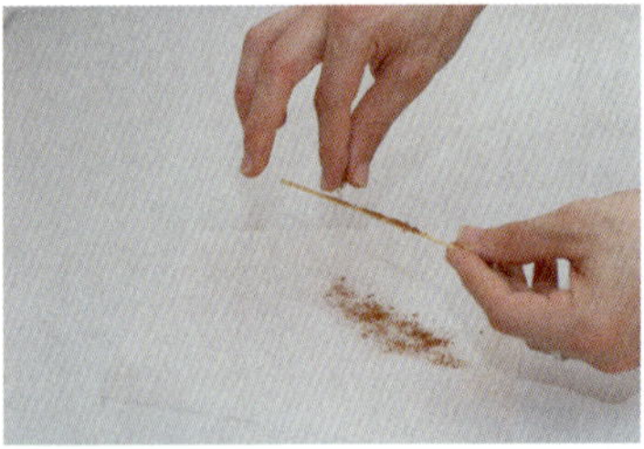

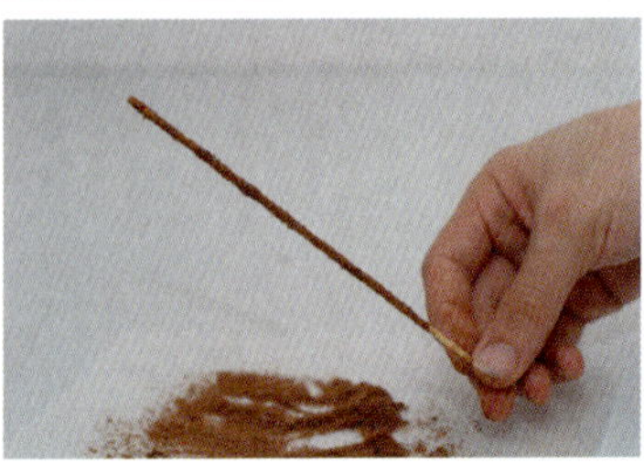

diese Räucherstäbchen eine flüssige Masse. Ideal hierfür ist Gummi Arabicum, da es eher dickflüssig ist und hervorragend klebt. Tauchen Sie die Stäbe in die klebrige Flüssigkeit ein, und bestreuen Sie sie anschließend mit dem Räucherpulver. Lassen Sie die Stäbe dann trocknen. Diesen Vorgang wiederholen Sie noch ein paar Mal, bis die Stäbchen eine gewisse Dicke haben. Sie können die Stäbe verwenden, sobald sie getrocknet sind. Auch bei den Räucherstäbchen gilt: Wenn Sie die Stäbchen noch etwas verfeinern möchten, besprühen Sie sie mit ätherischen Ölen.

Nun haben Sie es geschafft. Bald schon werden die ersten von Ihnen selbst hergestellten Stäbchen und Kegel brennen. Je öfter Sie Räucherstäbchen herstellen, desto erfahrener werden Sie auch im Umgang mit den Räucherstoffen. Natürlich können Sie aus allen Räucherstoffen Kegel und Stäbchen herstellen. Sie brauchen nur ein Holzpulver als Grundlage. Falls Sie mit dem Duft Ihrer Kegel nicht zufrieden sein sollten, bedenken Sie, dass die meisten im Handel erhältlichen Kegel und Stäbchen parfümiert sind. Wenn Ihre Kegel stärker duften sollen, dann geben Sie einfach eine größere Menge der ätherischen Öle in die Mischung und nutzen Sie die Räucherstoffe, die sehr intensiv duften. Da ätherische Öle sich recht schnell verflüchtigen, brauchen Sie mit den Ölen nicht zu sparen.

Rezept Räucherpapier

Räucherpapier (Papier d`Arménie) ist eine tolle Erfindung aus dem Frankreich des 19. Jahrhunderts. Als Papier d`Arménie wird ein in Benzoe, Myrrhe und anderen Duftstoffen getränkter Papierstreifen bezeichnet, der einen wunderbaren Duft verbreitet und die Atmosphäre reinigt. Auch dieses Papier lässt sich schnell und einfach herstellen.

Sie brauchen:
- Kaliumnitrat
- ätherische Öle
- handelsübliches Papier

Lösen Sie etwa 2–3 g Kaliumnitrat in 50 ml heißem Wasser auf. Schneiden Sie sich Papierstreifen zurecht, die Streifen können eine beliebige Größe haben. Das Papier wird später wie eine Ziehharmonika zusammengefaltet, so brennt es am besten ab. Legen Sie nun das geschnittene Papier

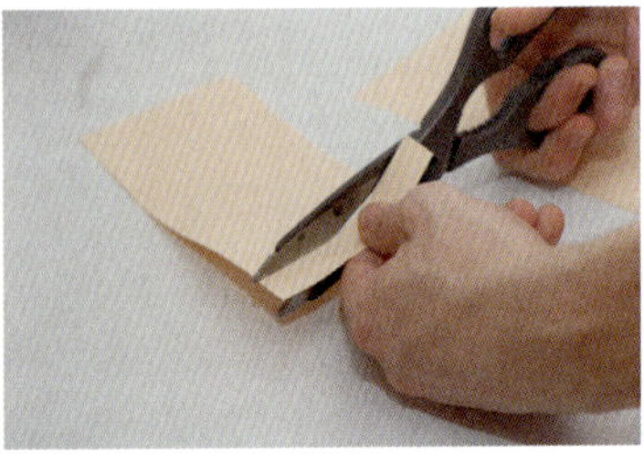

für ein paar Minuten in die Kaliumnitratlösung hinein. Wenn es ausreichend durchtränkt ist, hängen Sie es ein paar Stunden zum Trocknen auf. Ich befestige die Papierstreifen mithilfe von Wäscheklammern am Seil des Rollos. Wenn sie getrocknet sind, stellen Sie die Duftmischung her. Wählen Sie ein paar ätherische Öle aus, die Sie mögen. Sie könnten natürlich auch versuchen, ein Räucherpapier herzustellen, dass wie das originale Papier d`Arménie riecht. Aber die Duftmischung ist ein Familiengeheimnis und das ist nicht ganz einfach zu lüften. Betröpfeln Sie entweder das Papier mit dem Öl, oder legen Sie es für ein paar Minuten in ein Ölbad. Das Papier muss sich mit der Duftmischung vollsaugen. Hängen

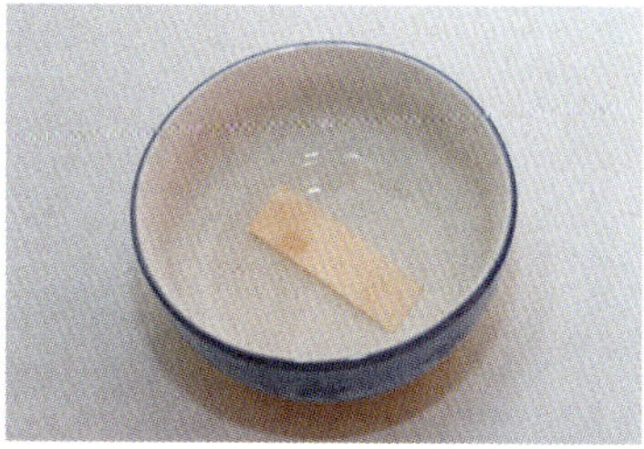

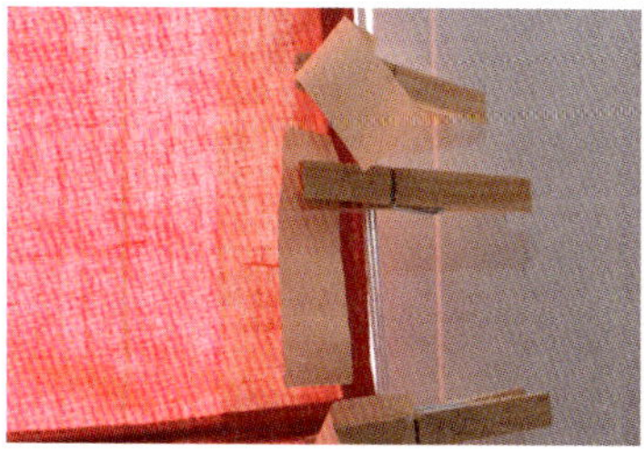

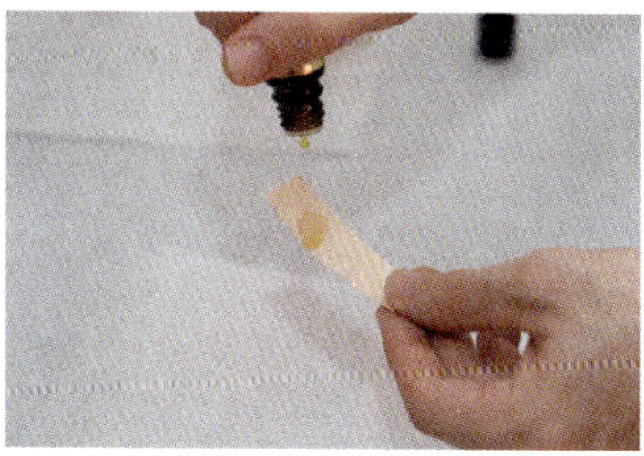

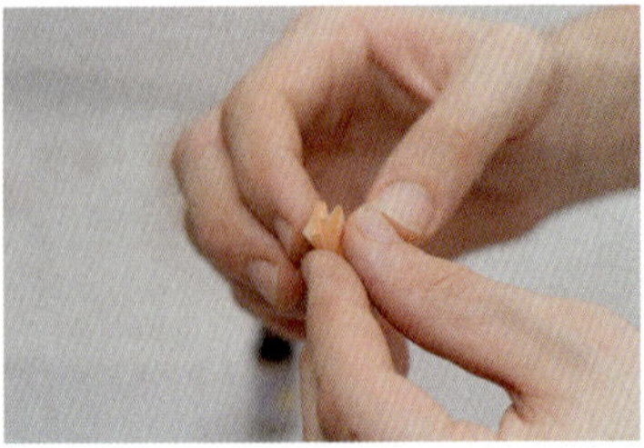

Sie es dann wieder auf, und lassen Sie es trocknen. Diesen Vorgang wiederholen Sie dreimal, tauchen Sie das Papier aber nur kurz in das Duftgemisch ein. Wenn das Papier getrocknet ist, können Sie es zu einer Ziehharmonika falten. Zünden Sie das Papier dann an einer Seite vorsichtig an, und löschen Sie die Flamme sofort wieder durch Pusten oder Schütteln des Papiers. So glimmt das Papier nur, brennt aber nicht. Legen Sie das glimmende Papier auf eine feuerfeste Unterlage, und genießen Sie den aufsteigenden Duft. Das Räucherpapier eignet sich hervorragend dazu, Räume schnell zu desinfizieren, zu reinigen und zu aromatisieren. Es ist einfach herzustellen und auch vielseitig einsetzbar.

Kräuterlexikon

Hier ein paar wichtige Kräuter und Harze im Überblick:

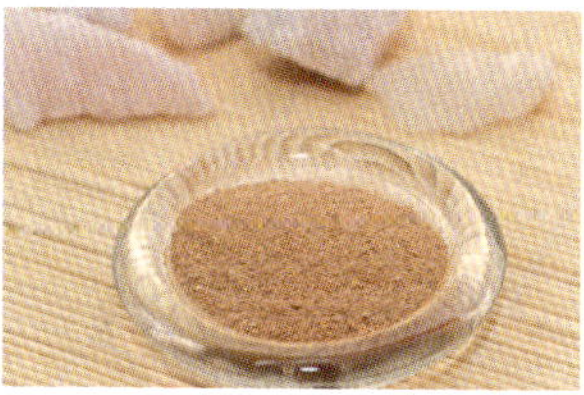

Adlerholz (auch Aloeholz oder Ud)

Der wunderbar süße, balsamische Duft des Adlerholzes entsteht erst, wenn das Holz von einem Pilz befallen wird und im nassen Schlamm vermodert. Diese Beschreibung klingt vielleicht nicht sehr anregend, aber Sie sollten Adlerholz wirklich einmal ausprobieren. Es wird gerade in der japanischen Räucherkultur sehr geschätzt und ist der wohl edelste und teuerste Räucherstoff. Viele hochwertige japanische Räucherstäbchen enthalten Adlerholz und auch an dem indischen Namen »Agar batti« (entzündetes Adlerholz) lässt sich erkennen, dass es früher in Indien geschätzt wurde. Ein Kilo des wohlriechenden Holzes kostet ungefähr 45.000 Euro! Da es diesen Räucherstoff in verschiedenen Qualitäten gibt, ist er auch im Fachhandel zu einem fairen Preis erhältlich. Adlerholz hilft uns dabei, unsere Herz zu heilen und uns von Traurigkeit zu befreien. Eigentlich ist es schwer, den Duft von Adlerholz zu beschreiben; zutreffend wären vielleicht »sinnlich« oder »Sinnlichkeit«.

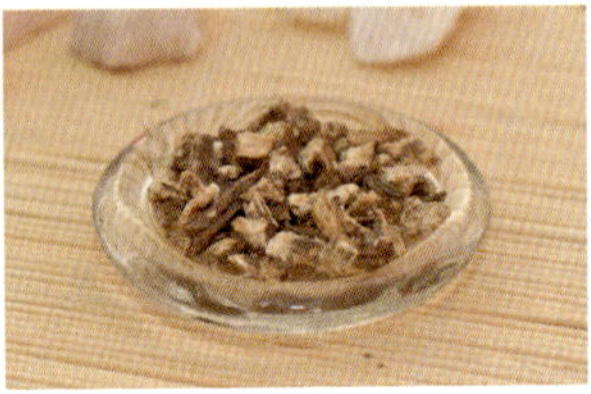

Angelikawurzel

Diese Wurzel wird auch Engelwurz genannt. Man sagt, dass sie von Erzengel Raphael auf die Erde gebracht wurde. Die Angelikawurzel ist eine starke Schutzpflanze und wird gegen Schwarze Magie eingesetzt. Der Rauch der Angelikawurzel riecht sehr kräftig nach Erde. Wie auch das Johanniskraut trägt diese Pflanze eine unglaubliche lichte Kraft in sich und erhellt alles Dunkle in uns und um uns herum.

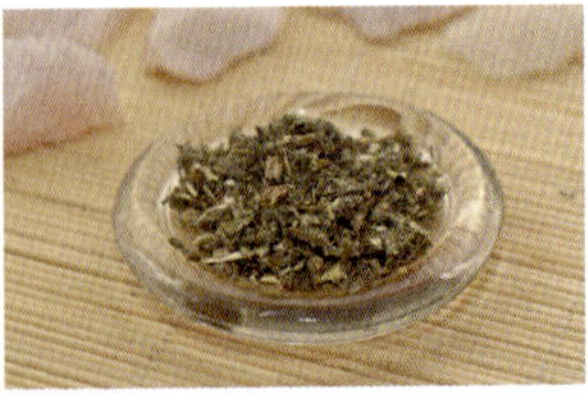

Beifuß

Den Beifuß könnte man wirklich als magische Pflanze bezeichnen, da er uns bei vielen spirituellen Vorhaben unterstützt. Er schützt uns vor Angriffen und hat eine reinigende Wirkung. Der Beifuß hilft uns, Klarheit zu erhalten, und unterstützt uns bei allen Veränderungen des Lebens. Er unterstützt uns dabei, anzukommen, er ist also auch bei einer Geburt oder der Begleitung einer verstorbenen Seele einsetzbar. Er gehört übrigens zu den am meisten genutzten Pflanzen in der keltischen und germanischen Kultur. Beifuß passt sehr gut in Räuchermischungen, die für rituelle Reisen benutzt werden. Er kann aber auch in Reinigungs- oder Schutzräucherungen Verwendung finden.

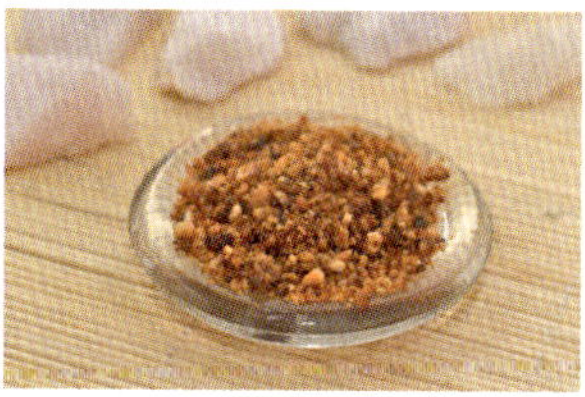

Benzoe

Benzoe wird das Harz des Benzoebaums genannt. Es gibt zwei verschiedene Arten dieses Baums: in Siam (Thailand, Vietnam) und auf Sumatra. Wie der Rauch des Harzes der verwandten Amber- und Storaxbäumen riecht auch das Benzoeharz balsamisch-süßlich und leicht nach Vanille. Das aus Sumatra stammende Benzoe ist übrigens milder. Benzoe ist Balsam für die Seele und hat einen hohen Stellenwert in allen Räucherkulturen. Es gehört auch zu den Harzen, auf die häufig bei verschiedenen Erkrankungen zurückgegriffen wird. Benzoe unterstützt die Heilung von Hautentzündungen und vor allem von Erkrankungen der Lunge.

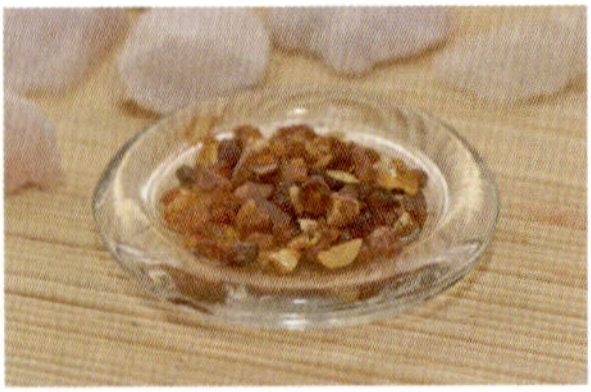

Bernstein

Dieses fossile Harz ist sehr bekannt. Sicherlich haben sie auch schon einmal die kleinen Tierchen, die seit Jahrmillionen in dem Harz konserviert wurden, gesehen. Bernstein ist zudem auch ein beliebter Heil- und Schmuckstein. Das Harz kann aber auch verräuchert werden. Bernstein hilft uns dabei, uns abzugrenzen und in unsere eigene Kraft zu finden. Auch zur Reinigung der Räume von negativen Kräften wird er eingesetzt und er dient der Abwehr. Viele Pflanzen haben gute reinigende Eigenschaften, beim Bernstein aber spürt man diese Kraft sehr deutlich. Bernstein ionisiert bei Erwärmung die Luft, er lässt sich somit auch verräuchern, wenn es in einem Raum zu viel Elektrosmog gibt.

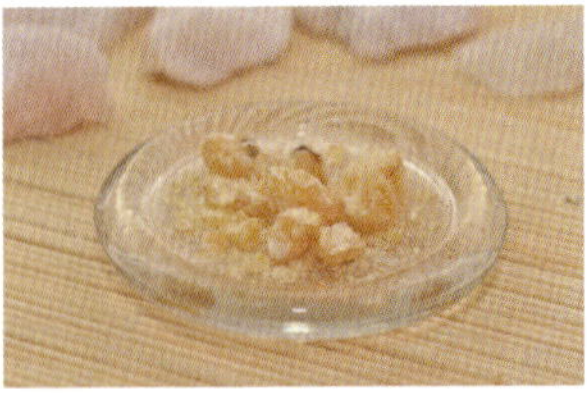

Copal

Es gibt viele verschiedene Arten dieses Harzes, da es aus mehreren Pflanzen gewonnen wird. Copalharz war den Mayas heilig und ist auch heute noch in Zentral- und Südamerika als Räucherstoff sehr beliebt, ähnlich dem Weihrauch in unserem Kulturkreis. Die unterschiedlichen Harze riechen auch verschieden. Copalharz wird für viele spirituelle Rituale verwendet. Es reinigt sehr stark und unterstützt die spirituelle und geistige Arbeit. Ich benutze überwiegend den weißen Copal wegen seiner hervorragenden klärenden Eigenschaften und seines leicht zitronigen Duftes. Auch der schwarze Copal hat eine gewisse Faszination. Sein Duft ist sehr balsamisch und würzig. Er hilft uns, in die verborgensten Tiefen unsere Seele einzutauchen.

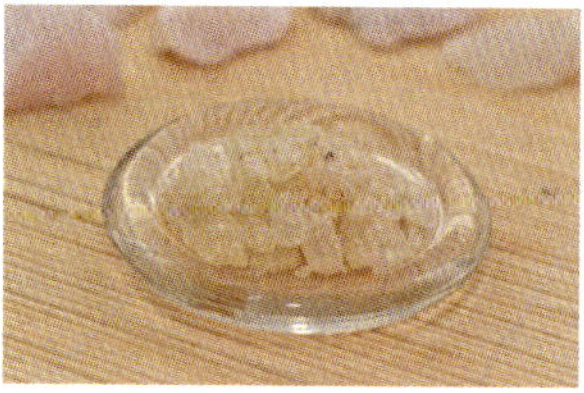

Dammar

Dieses Harz ist ein echter Lichtbringer. Es wird aus verschiedenen Laubbäumen Südostasiens gewonnen. Aus diesem Grund gibt es auch hier verschiedene Qualitätsstufen. Am meisten wird das klare, helle Harz verwendet. Dammar reinigt den Mentalkörper. Wenn wir es verräuchern, können wir uns fast augenblicklich besser konzentrieren. Der Duft des Rauches ähnelt dem weißen Copal, er riecht zitronig.

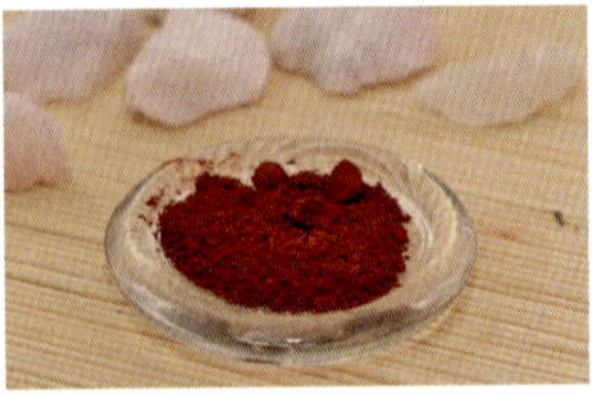

Drachenblut

Das Harz wird aus der Frucht und der Blüte der Drachenblutpalme gewonnen. Es ist das Magiepulver schlechthin und findet besonders bei Hexenritualen oder beim Exorzismus Anwendung, da es starke negative Energien neutralisiert. Drachenblut gilt als guter Schutz gegen Schwarze Magie, und in der Räucherung verstärkt es die Wirkung von anderen Harzen und Kräutern. Es ist auch eine beliebte Beigabe zu Liebesräucherungen.

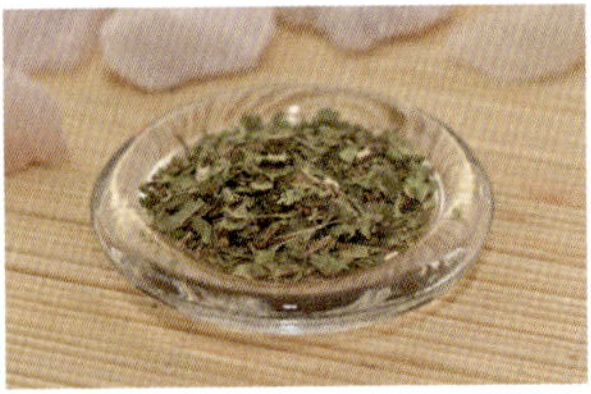

Eisenkraut

Eisenkraut ist eine sehr magische Pflanze. Es wird seit langer Zeit zur Räucherung verwendet. In manchen alten Schriften lassen sich Hinweise auf die Beliebtheit des Eisenkrauts finden. Es wird auch Druidenkraut, Sagenkraut oder Traumkraut genannt und gehört zu den meistverwendeten Heilkräutern der vergangenen Zeiten. Es dient zum Schutz vor dem Bösen, reinigt die Umgebung, bringt Frieden und Heilung und stärkt unsere Verbindung zur feinstofflichen Welt.

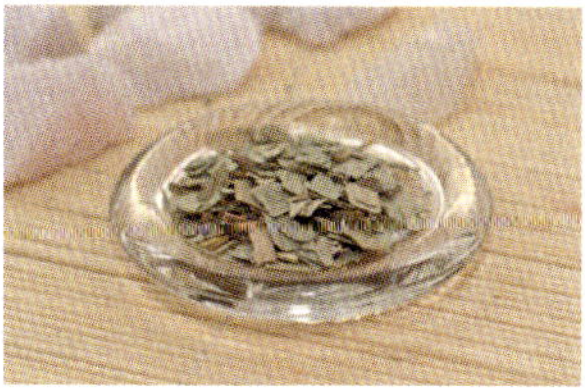

Eukalyptus

Eukalyptus hat einen einprägsamen, minzig-frischen Duft und hervorragende desinfizierende Eigenschaften. Er wird in vielen Kulturen zur Linderung von Atemwegserkrankungen und zur Stärkung des Immunsystems eingesetzt. Sie können Eukalyptus auch zur energetischen Reinigung verwenden. Sie sollten ihn allerdings vorsichtig dosieren und das Räuchern mit Eukalyptus nicht übertreiben. Wenn Sie einmal erkältet sind, räuchern Sie doch mit Eukalyptus. Sie werden sehen, es wird Ihnen guttun.

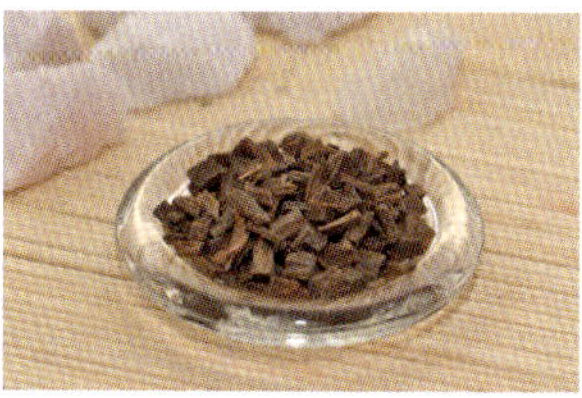

Guajak

Guajak ist als Harz und als Holz erhältlich. Sein Duft ist leicht balsamisch-süßlich. Aus diesem Grund wird Guajak auch für Liebesräucherungen verwendet. Guajakholz benutzt man aber auch seit Jahrhunderten zur Linderung von Krankheiten wie Rheuma oder Lungenerkrankungen benutzt. Besonderes die Indianer schätzen dieses Holz sehr.

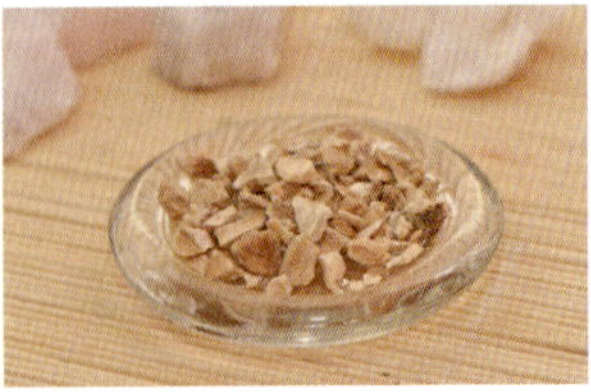

Iriswurzel

Iriswurzel ist eine tolle Beigabe für Räuchermischungen, weil sie gut mit anderen Stoffen harmoniert und die energetische Wirkung des Räucherns verstärkt. Ihr Duft ist sehr sanft. Die Iriswurzel wird gern für Liebesräucherungen genommen und hilft uns, seelische Blokkaden zu lösen.

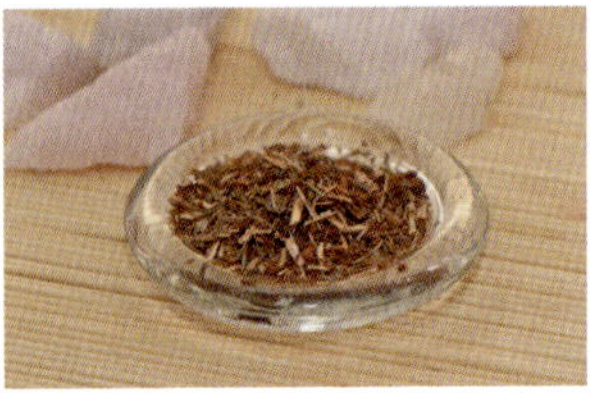

Johanniskraut

Johanniskraut riecht einfach nach Gras, nicht unangenehm, aber auch nicht unbedingt anregend. Es gehört jedoch zu den wichtigsten Ritualkräutern, die wir haben. Besonders die Kelten sowie Magier und Hexen anderer Volksgruppen kannten die heilende und schützende Wirkung des Johanniskrauts. Die Pflanze ist ein echter Sonnen- und Lichtspender und wird in der Pflanzenmedizin erfolgreich gegen psychische Erkrankungen und Depressionen angewendet. Johanniskraut erhellt das Gemüt und den Raum. Es vertreibt auch dichte Energien und schützt vor magischen Angriffen.

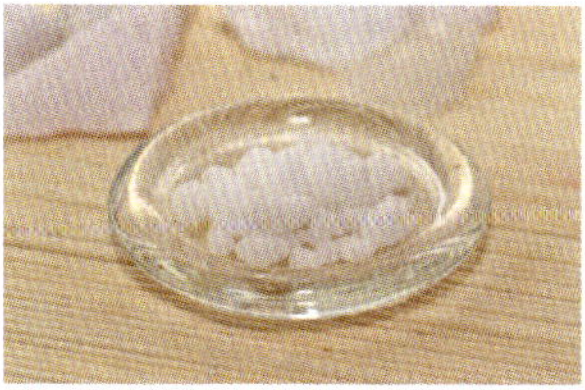

Kampfer

Natürlicher Kampfer stammt überwiegend aus der Rinde des Kampferbaumes, doch findet man den Stoff auch in anderen Pflanzen. Den typischen Geruch des Kampfers kennen wahrscheinlich viele Menschen, da Erkältungsbalsame oder Erkältungsbadeöle Kampfer enthalten. Kampfer fördert zudem die geistige Klarheit und die Konzentration. Beim Räuchern wird dieser Stoff vorwiegend für Reinigungen eingesetzt. Diese Wirkung ist wirklich sehr stark. Aus diesem Grund benutze ich Kampfer nur, falls andere Kräuter zu schwach sind oder ich ein klares Gefühl habe, Kampfer verwenden zu müssen. Nach dem Räuchern fühlt es sich so an, als ob die belastende Energie einfach gelöscht worden ist, auch wenn dies natürlich nicht möglich ist. Sie sollten sehr überlegt und respektvoll mit dem Kampfer umgehen. Bei Schwangeren, Kleinkindern oder älteren Menschen sollten Sie auf die Anwendung dieses Räucherstoffs eher verzichten.

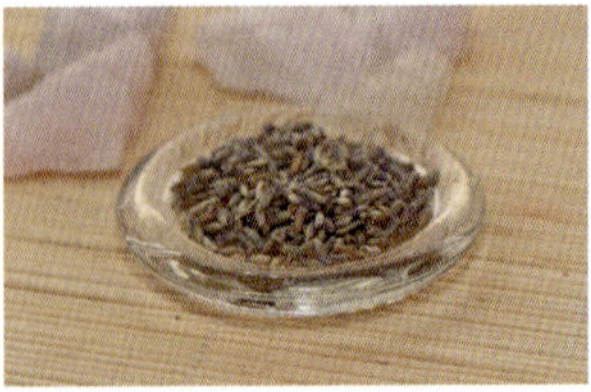

Lavendelblüten

Der Duft von Lavendel ist wohl weltweit bekannt. Lavendel stärkt die Nerven und entspannt den Körper. Es gibt keinen Duft, der häufiger als Einschlafhilfe genutzt wird als Lavendel. Doch Lavendel kann noch mehr. Er hat einen direkten Einfluss auf die Energie in unseren Räumen, da er die Atmosphäre reinigt.

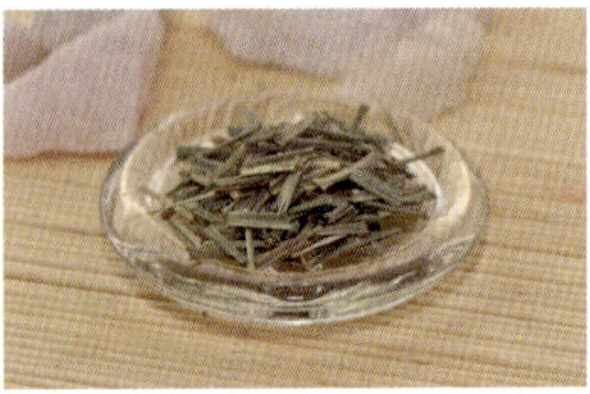

Lemongrass

Lemongrass duftet intensiv zitronig. Es stärkt die Nerven und fördert die Konzentration. Der frische Duft verbreitet gute Laune und verstärkt unsere Energie. Lemongrass lässt sich sehr gut mit Harzen, wie z. B. Dammar, mischen.

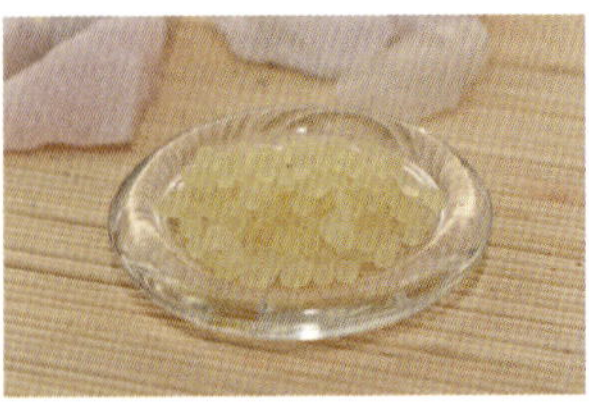

Mastix

Mastix ist ein wertvolles Harz für die mediale Arbeit. Es unterstützt uns bei der geistigen

Arbeit und sollte somit in Mischungen verwendet werden, die der Kontaktaufnahme mit den geistigen Welten dienen. Mastix wirkt stärkend auf unsere Intuition. Er duftet balsamisch.

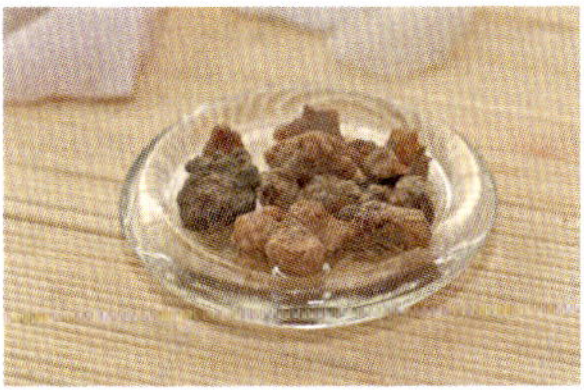

Myrrhe

Die Verwendung des würzig duftenden Harzes hat eine lange Tradition. Myrrhe wirkt stark erdend und vor allem zentrierend. Es eignet sich auch für Schutz- und Reinigungsräucherungen. Mir gibt das Verräuchern von Myrrhe die Kraft, die Dinge so anzunehmen, wie sie sind. Der Rauch von Myrrhe besitzt starke segnende Eigenschaften. Auch in der Medizin kennt man das Harz und seine antiseptische Wirkung bei Entzündungskrankheiten.

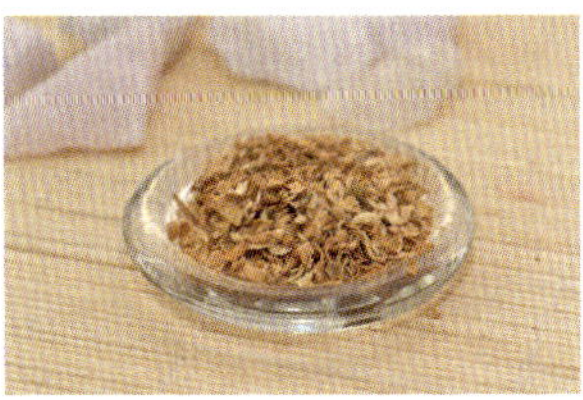

Orange

Orangen sind, wie andere Zitrusfrüchte auch, wahre Energiespender. Ihr Duft wirkt außerordentlich stark auf unser Gemüt. Gerade wenn wir niedergeschlagen oder ängstlich sind oder an depressiven Ver stimmung leiden, verhilft uns dieser Duft wieder zu neuer Kraft und Lebensfreude. Orangenblüten lassen sich gut mit anderen Kräutern oder Harzen mischen, allein verräuchert, riechen sie eher schwach und süß. Die Orangenschale lässt sich hervorragend allein räuchern, ihr Duft ist kräftiger und fruchtiger.

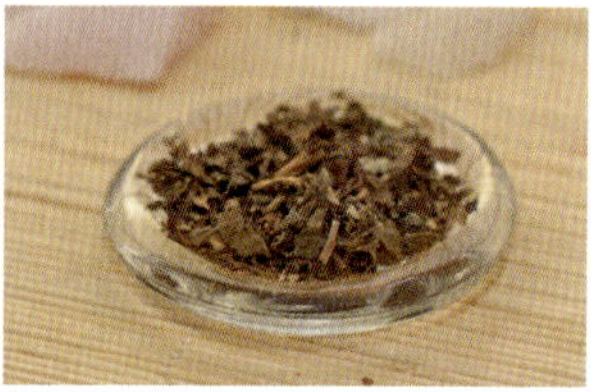

Patschuli (Patchouli)

Es gibt keine Pflanze, die stärker mit der Hippie-Zeit in Zusammenhang gebracht wird, als Patschuli. Der Duft ist süßlich mit einer kräftigen, krautigen Note. Der Rauch von Patschuli hilft uns dabei, uns mit der Erde zu verwurzeln und uns zu zentrieren. Patschuli hat eine äußerst kraftvolle Wirkung. Aus diesem Grund passt es sehr gut in Mischungen aus süßlich duftenden Hölzern und Harzen, wie z. B. Sandelholz, Benzoe, Adlerholz und Rosenblüte.

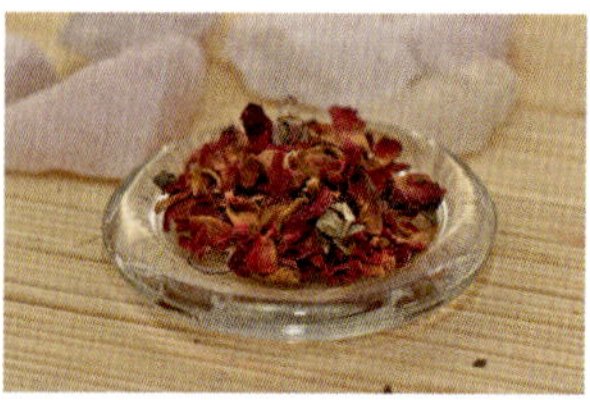

Rosenblüte

Wenn Sie Rosenblüten allein verräuchern, ist dies wie bei den meisten Blüten nur ein kurzes Vergnügen. Die Stärke dieses Räucherstoffs entfaltet sich erst richtig, wenn Sie ihn mit anderen Hölzern und Kräutern mischen. Die Rose hat eine sehr hohe und reine Schwingung, sie dient uns beim Räuchern zur Entfaltung der Liebeskraft, und erzeugt positive Gefühle in uns. Rosenblüten sind ein wichtiger Bestandteil von Liebesräucherungen.

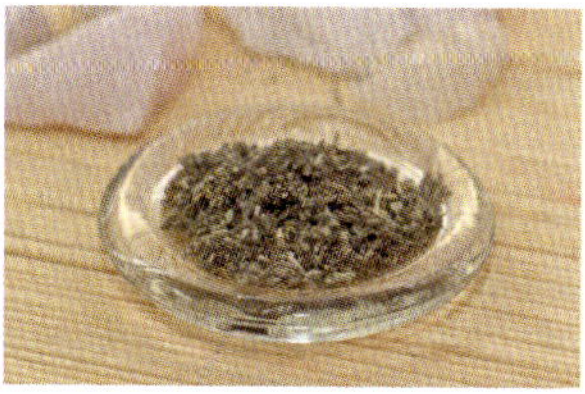

Salbei

Da es viele verschiedene Salbeipflanzen gibt, unterscheidet sich auch jede Art in der Wirkung. Gemeinsam ist allen die reinigende und heilende Kraft. Der Name »Salbei« kommt übrigens aus dem Lateinischen und bedeutet »heilen«. Im Fachhandel gibt es auch eine Salbeipflanze, die im sonnigen Kalifornien wächst und noch besser für Reinigungs- und Heilungsrituale geeignet ist als die heimischen Arten. Dieser Salbei wird auch weißer Salbei (White Sage) genannt, da seine Blätter silbrig-weiß sind. Weißer Salbei ist die stärkste Pflanze zur Reinigung und wird von vielen Indianerstämmen für Rituale verwendet.

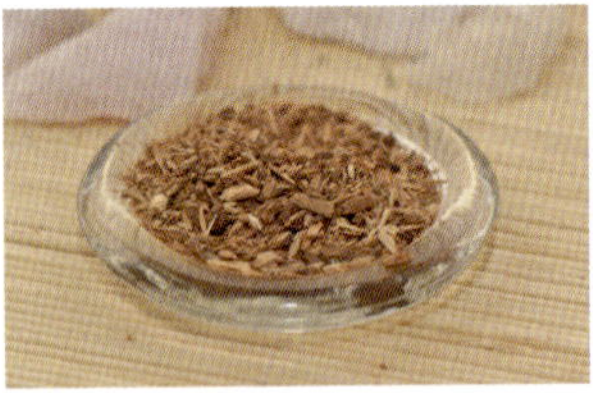

Sandelholz

Sandelholz ist vor allem durch die Räucherstäbchen aus Indien bekannt geworden. Sandelholz ist für die Inder eines der wertvollsten Hölzer und wird dort seit Jahrtausenden verehrt. Es ist ein wichtiger Bestandteil in der Ayurvedischen Medizin und wird auch in anderen asiatischen Ländern als Arznei verwendet. Der holzig-balsamische Duft wirkt wunderbar entspannend auf den Geist und lässt sich hervorragend für Meditationen nutzen. Rotes Sandelholz hat übrigens zwar den gleichen Namen, stammt allerdings von einer völlig anderen Baumart und hat somit auch nicht die gleichen Wirkungen wie Sandelholz.

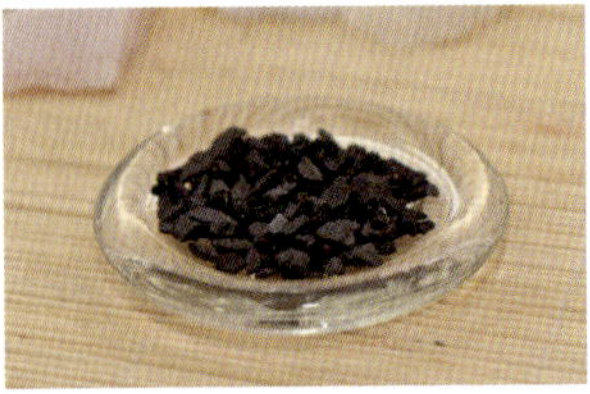

Styrax

Dieses Harz wird aus den Storaxbäumen gewonnen. Im Fachhandel ist aber meistens Styrax erhältlich, dass von Amberbäumen stammt. Dieses Harz wird auch flüssiger Amber genannt wird. Nur selten kann man reines Styraxharz kaufen. Vorwiegend ist Styrax als in Styraxbalsam getränkte Holzkohle erhältlich. Es gehört zu den am angenehmsten duftenden Räucherstoffen der Welt und genießt seit Jahrtausenden ein hohes Ansehen. Styrax riecht sehr süßlich, balsamisch und entführt uns in sinnliche Welten. Traurigkeit oder Schwermut verfliegen bei der Räucherung mit Styrax sofort.

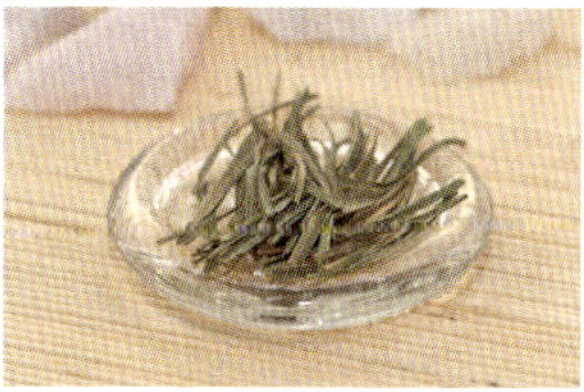

Sweetgrass

Diese Pflanze hat ihren Namen wirklich verdient, denn ihr Rauch duftet angenehm süßlich. Viele Indianerstämme nutzen Sweetgrass für ihre Rituale. Es unterstützt uns dabei, positive Kräfte herbeizurufen. Zudem dient es der Reinigung und hilft, Harmonie und Licht in einen Raum zu bringen. Außerdem lässt es sich wunderbar mit weißem Salbei mischen. Sweetgrass wird meistens als Zopf angeboten und gehört zu dem Räucherwerk, das Sie direkt anzünden und räuchern können.

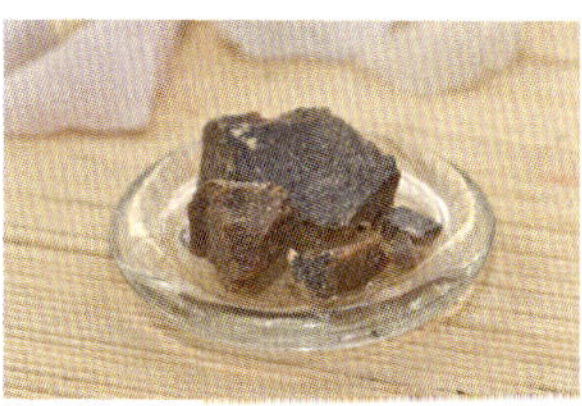

Tolubalsam

Dieses Harz gehört zu meinen absoluten Lieblingsharzen. Es stammt aus demselben Baum wie Perubalsam. Beim Räuchern verströmt es einen angenehmen, würzigen und süßen Duft. Tolubalsam wird in der Medizin als Husten- und Wundmittel eingesetzt. Es enthält Vanillin und Benzoeharz. Wie auch Styrax, Amber, Benzoe, Sweetgrass und Tonkabohne wirkt Tolubalsam heilend auf unser Gemüt. Er spendet uns Trost, wenn wir uns allein fühlen. Tolubalsam wirkt auf der Seelenebene und tröstet uns. Er birgt aber auch eine feurige Kraft in sich, die uns schnell wieder aufbaut und uns Kraft gibt.

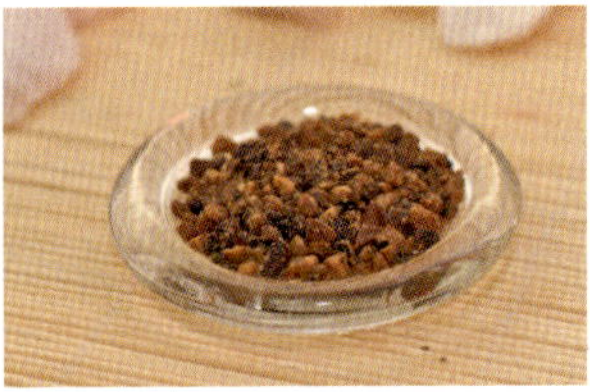

Tonkabohnen

Auch das Räuchern von Tonkabohnen ist eine Art Seelenbalsam. Es bietet puren Genuss, Freude und Entspannung. Es wärmt das traurige Herz und gibt uns Mut, Kraft und Zuversicht. Der Duft der Tonkabohnen ist stark würzig und süßlich. Die Tonkabohnen sind bereits gemahlen erhältlich. Sie können Sie aber auch mit einer Küchenreibe zerkleinern.

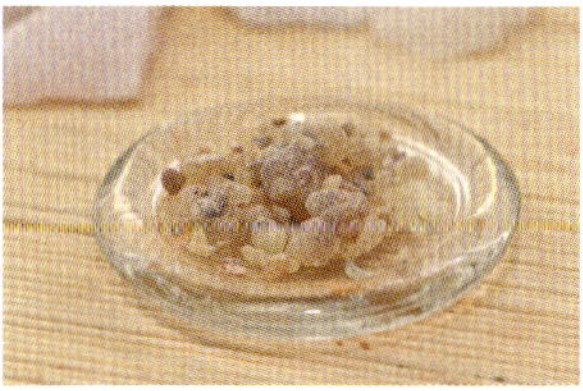

Weihrauch

Das Wort »Weihrauch« steht für das wohl am häufigsten benutzte Räucherwerk und so sollten wir ihm in diesem kleinen Lexikon auch etwas mehr Beachtung schenken. Viele Kräuter und Harze lassen sich als »Weih-rauch« bezeichnen, da der Begriff eigentlich nur darauf hinweist, dass der Rauch der Pflanze weiht.

Der echte Weihrauch (Olibanum) wird aus Bäumen der Gattung Boswellia gewonnen, die in vielen Ländern wachsen. Aus diesem Grund gibt es auch viele verschiedene Weihrauchsorten, die sich in ihrem Geruch unterscheiden. Manche Sorten sind etwas würziger, z. B. der indische Weihrauch. Diese Sorte wird auch in der Medizin am meisten verwendet. Er hat eine antiseptische und entzündungshemmende Wirkung und wird bei der Therapie von Atemwegserkrankungen eingesetzt. Helle Sorten des Weihrauchs haben auch einen stärkeren Zitrusduft, wie z. B. der Weihrauch aus dem Oman. Ich benutze überwiegend diese Sorte, weil sie eine ausgezeichnete Qualität hat und ich den Duft als sehr angenehm empfinde. Eine ebenso kleine Besonderheit ist der jemenitische Weihrauch. Von ihm werden nur wenige Tonnen im Jahr geerntet, und somit ist er eine richtige Kostbarkeit. Weihrauch stammt ursprünglich aus den arabischen Ländern, doch wird er überall auf der Welt verwendet. Früher war es auch noch üblich, in der Kirche mit Weihrauch zu räuchern, heute benutzt man eher Weihrauchmischungen. In vielen Kulturen ist der Weihrauch auch heute noch ein wichtiger Bestandteil vieler Rituale. Er eignet sich besonders gut für Meditationen und unterstützt die geistige Arbeit und die Verbindung mit Gott. Auch zur Reinigung wird Weihrauch verwendet. Sein Rauch segnet und erhöht zudem die Schwingung von allem, mit dem er in Berührung kommt.

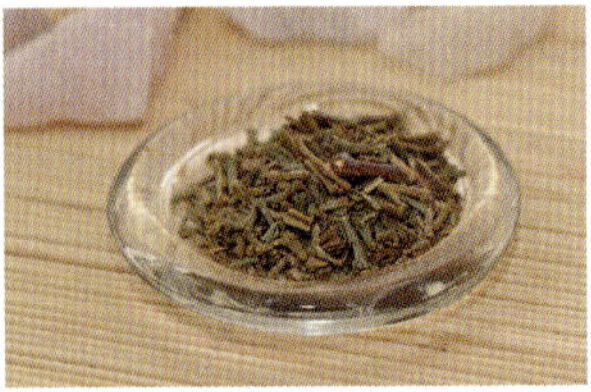

Zeder

Zedern gelten als weibliches Gegenstück zum weißen Salbei. Sie vereinen alle Elemente in sich und wirken heilend, zentrierend und stark reinigend. Außerdem helfen sie uns, uns mit unseren Gefühlen und unserem Geist zu vereinen. Zedernspitzen werden häufig als Beigabe zu Medizinbeuteln genutzt und sind auch eine beliebte Opfergabe. Da sie eine stark antiseptische Wirkung haben, können sie mit anderen Kräutern für eine Reinigungsräucherung gemischt werden. Die Kraft der Zeder hilft uns, in schweren Zeiten mutig und zentriert zu bleiben.

Literaturhinweise

Mit diesem Büchlein haben Sie einen guten Überblick über die verschiedenen Räuchertechniken und Räucherstoffe erhalten. Ich freue mich, falls es mir gelungen sein sollte, Ihr Interesse für das Räuchern zu entfachen. Ich möchte Sie dazu ermutigen, sich noch weiter in die wundervolle Welt des Räucherns zu begeben.

CUNNINGHAM, SCOTT: Enzyklopädie der magischen Kräuter. Darmstadt 2007.

CUNNINGHAM, SCOTT: Das große Buch von Weihrauch, Aromaölen und magischen Rezepturen. München 2001.

~ Scott Cunningham gilt als großer Naturmagier unserer Zeit und hat viele interessante Bücher geschrieben.

BADER, MARLIS: Räuchern mit heimischen Kräutern. Anwendung, Wirkung und Rituale im Jahreskreis. München 2003.

~ Dieses Buch ist jedem Leser sehr zu empfehlen. Die Autorin beschreibt Kräuter, die bei uns heimisch sind, und erklärt uns die Anwendung dieser Pflanzen, wie z. B. bei den Jahresfesten.

Huber, Franz X.J. und Schmidt, Anja: Das große Buch vom Räuchern. Darmstadt 2002.

~ Franz X.J. Huber führt seit vielen Jahren einen erfolgreichen Großhandel für Räucherwaren. Sein Buch ist ein ausführliches und umfassendes Werk und eine Bereicherung für jedes Bücherregal.

Kinkele, Thomas und Arndt, Petra: Die Pflanzenhelfer. Geheimnisvolle Inspiration aus dem Pflanzenreich. Oberstdorf 2005.

~ Dieses Kartenset zeigt uns wunderschöne Bilder und Texte, die mir aus der Seele sprechen. Ein absolutes Meisterwerk.